世界中医学专业
核心课程教材
（中文版）

World Textbook Series
for Chinese Medicine
Core Curriculum
（Chinese Version）

总主编 Chief Editor

张伯礼　世界中医药学会联合会教育指导委员会
Zhang Bo-li　The Educational Instruction Committee
of the WFCMS

（供中医学、针灸学和推拿学专业用）

（For Majors of Chinese Medicine, Acupuncture & Moxibustion and *Tuina*）

世界中医学专业
核心课程教学大纲

Outline of Chinese Medicine Core Curriculum

主　编　张伯礼
Chief Editor　Zhang Bo-li

副主编（以姓氏笔画为序）

王　健　王之虹　王庆国　王省良　石　岩　石学敏　冯学瑞　李　冀
李灿东　吴勉华　范永升　罗颂平　周桂桐　胡鸿毅　钟赣生　梁繁荣

Associate Chief Editors（Listed in the order of the number of strokes in the Chinese names）

Wang Jian　Wang Zhi-hong　Wang Qing-guo　Wang Sheng-liang　Shi Yan　Shi Xue-min
Feng Xue-rui　Li Ji　Li Can-dong　Wu Mian-hua　Fan Yong-sheng　Luo Song-ping
Zhou Gui-tong　Hu Hong-yi　Zhong Gan-sheng　Liang Fan-rong

中国中医药出版社
·北　京·

China Press of Traditional Chinese Medicine
Beijing PRC

图书在版编目（CIP）数据

世界中医学专业核心课程教学大纲 / 张伯礼，世界中医药
学会联合会教育指导委员会总主编；张伯礼主编 . —北京：
中国中医药出版社，2019.10
世界中医学专业核心课程教材
ISBN 978 – 7 – 5132 – 5708 – 4

Ⅰ. ①世… Ⅱ. ①张… ②世… Ⅲ. ①中医学—中医学院—
教学大纲 Ⅳ. ① R2–41
中国版本图书馆 CIP 数据核字（2019）第 191741 号

中国中医药出版社出版
北京经济技术开发区科创十三街 31 号院二区 8 号楼
邮政编码 100176
传真 010 64405750
山东临沂新华印刷物流集团有限责任公司印刷
各地新华书店经销

开本 787×1092 1/16 印张 10.25 字数 215 千字
2019 年 10 月第 1 版 2019 年 10 月第 1 次印刷
书号 ISBN 978 – 7 – 5132 – 5708 – 4

定价 68.00 元
网址 www.cptcm.com

社 长 热 线 010–64405720
购 书 热 线 010–89535836
维 权 打 假 010–64405753

微信服务号 zgzyycbs
微商城网址 https://kdt.im./LIdUGr
官 方 微 博 http://e.weibo.com./cptcm
天猫旗舰店网址 https://zgzyycbs.tmall.com

如有印装质量问题请与本社出版部联系（010–64405510）

世界中医学专业核心课程教材

编纂翻译委员会

编纂委员会

名誉主任

王国强　邓铁涛　王永炎　陈可冀　路志正　石学敏

主　　任

于文明

副主任

马建中　王志勇　李振吉　黄璐琦　王笑频　卢国慧　范吉平　王国辰　桑滨生
严世芸

委　　员（以首字笔画为序）

于福年（匈牙利）　马业宜（Eric Marie，法国）　马克·麦肯基（Mark Mckenzie，美国）

马伯英（英国）　王　华　王　键　王之虹　王守东（美国）　王省良

王葆方（Ong Poh Hong，新加坡）　王　晶　戈拉诺娃·左娅（Zoya Goranova，保加利亚）

尹畅烈（韩国）　本多娃·路德米勒（Bendova Ludmila，捷克）　左铮云　石　岩

石桥尚久（Naohisa Ishibashi，日本）　叶海丰（Yap High Hon，马来西亚）

白鸿仁（巴西）　冯学瑞　弗拉基米尔·那恰托侬（Vladimir G.Nachatoy，俄罗斯）

弗拉基米尔·科兹洛夫（Vladimir Alexandrovich Kozlov，俄罗斯）

弗雷德里克·卡瓦诺（Frederico　Carvalho，葡萄牙）　匡海学　吕文亮　吕爱平（中国香港）

朱勉生（法国）　后藤修司（Shuji Goto，日本）　刘　力　刘　良（中国澳门）　刘红宁

刘跃光　齐　凯（瑞士）　齐梅利（Laura　Ciminelli，意大利）　许二平　汤淑兰（英国）

孙庆涪（南非）　孙忠人　孙振霖　孙榕榕（阿根廷）　约翰·里德（John Reed，利比里亚）

李一明（瑞士）　李占永　李玛琳　李秀明　李灿东　李金田　李锦荣（泰国）　杨　柱

杨立前（马来西亚）　杨关林　吴勉华　吴滨江（加拿大）　何玉信（美国）　何树槐（意大利）

何嘉琅（意大利）　伯纳德·沃德（Bernadette Ward，爱尔兰）　余曙光　宋钦福（墨西哥）

张永贤（中国台湾）　张越平（越南）　阿·伊万诺夫（Ivanoff Arseny，澳大利亚）

陈　震（匈牙利）　陈业孟（美国）　陈立典　陈立新　陈明人　拉蒙（Ramon Maria Caldduch，西班牙）

翻译委员会办公室

主 任

单宝枝

副主任

江 丰 李玲玲

出版人

范吉平

出版项目总协调

范吉平 李秀明 李占永 单宝枝 芮立新

总责任编辑

单宝枝

中文责编（以姓氏笔画为序）

马 洁 马晓峰 王 玮 王 琳 王利广 王淑珍 田少霞 华中健 邬宁茜

刘 喆 农 艳 李占永 李艳玲 肖培新 张 岳 张 晨 张 燕 张永泰

周艳杰 单宝枝 郝胜利 耿雪岩 钱 月 徐 珊 黄 巍 韩 燕

英文责编

单宝枝 欧阳珊婷（Shelley Ochs，美国） 克里斯·杜威（Chris Dewey，美国） 陈云慧

何叶博 摩耶·萨顿（Maya Sutton，美国） 汤姆·斯宾瑟（Tom Spencer，美国）

郝吉顺（美国） 何玉信（美国） 耿雪岩

封面设计

赵晓东 中国北京兰卡电脑彩色制版有限公司

装帧设计

中国北京嘉年华文图文制作有限责任公司

世界中医学专业核心课程教材

《世界中医学专业核心课程教学大纲》指导委员会和编委会

指导委员会

主　任　于文明　余艳红

委　员　（以姓氏笔画为序）

马建中　王志勇　王国辰　王国强

王笑频　石学敏　卢国慧　严世芸

李庆和　李振吉　范吉平　桑滨生

编　委　会

主　编　张伯礼

副主编　（以姓氏笔画为序）

王　键　王之虹　王庆国　王省良

石　岩　石学敏　冯学瑞　李　冀

李灿东　吴勉华　范永升　罗颂平

周桂桐　胡鸿毅　钟赣生　梁繁荣

执行副主编

单宝枝　阚湘苓　李玲玲　江　丰

编　委　（以姓氏笔画为序）

丁　樱　丁成华　于天源　马　健　马　融

马伯英（英国）　马晓峰　王　卫　王玉兴

王守东（美国）　王金贵　王学岭　王维祥（荷兰）

王瑞辉　毛静远　左铮云　田金洲　白效龙（美国）

冯　立（新西兰）　年　莉　朱　平　朱小纾（澳大利亚）

朱勉生（法国）　毕颖斐　刘　敏　刘明军

刘炽京（澳大利亚）　齐　聪　汤淑兰（英国）　许　华

孙外主（中国香港）　苏　颖　李华南　李征宇　李新民

李赛美　杨　宇　吴　山　吴元洁　吴滨江（加拿大）

何玉信（美国）　何建成　何新慧　张　帆

张　林（澳大利亚）　张　欣　张　琦　张　晔（英国）

张大伟　张再良　张庆祥　张国骏　张国霞

张炳立　张喜莲　陈　骥　陈业孟（美国）

陈家旭　陈蔚文　范东明（美国）　林　楠（美国）

林子强（澳大利亚）　林雪娟　金　华　周春祥

周语平　周祯祥　郑玉玲　郑洪新

赵中振（中国香港）　赵英杰（新加坡）　赵凯存（英国）

赵雪莹　郝吉顺（美国）　胡冬裴

姜德友　秦艳红　袁肇凯　顾一煌

高树中　郭永洁　唐德才　谈　勇

黄家诏　曹　蕾　阎　颖　梁思东（美国）

梁慎平（美国）　韩延华　韩新民　路　玫

翟双庆　熊　磊　薛博瑜

序

自古以来，中医药就是古丝绸之路沿线国家交流合作的重要内容。随着健康观念和生物医学模式的转变，中医药在促进健康保健及防治常见病、多发病、慢性病及重大疾病中的疗效和作用日益得到国际社会的认可和接受，中医药海外发展具有巨大潜力和广阔前景。但是中医药教育在海内外的发展并不平衡，水平也参差不齐。在此背景下，遵循世界中医药学会联合会教育指导委员会制定的《世界中医学本科（CMD 前）教育标准》，编写一套供海内外读者学习使用的中医药教材，有助于更好地推动中医药走向世界，意义重大。

在《中华人民共和国中医药法》颁布一周年之际，"世界中医学专业核心课程教材"即将付梓问世。本套教材发轫于2008 年，两次获得国家中医药管理局国际合作专项立项支持，由张伯礼教授担任总主编，以世界中医药学会联合会教育指导委员会为平台，汇聚海内外专家，遴选海内外范本教材，进行诸章节的比较研究，

取长补短，制定编写大纲，数易其稿，审定中文稿。在世界中医药学会联合会翻译专业委员会支持下，遴选了具有丰富的中医英语翻译经验、语言造诣高并熟知海外中医教育的海内外专家对此套教材进行了翻译和英文审校。十年磨一剑，细工出精品。编者们将本套教材定位于培养符合临床需求的中医师，重点阐述了国外常见且中医药确有疗效的疾病防治，有利于全面、系统、准确地向世界传播中医药学，堪称世界中医学专业核心课程教材典范之作。

欲诣扶桑，非舟莫适。本套教材的出版，有助于在世界范围培养中医药人才，有助于推进中医药海外发展，更好地服务于中医药"一带一路"建设，更好地服务于世界民众健康，必将在世界中医药教育史上产生重要影响！

国家中医药管理局国际合作司司长
王笑频
2018 年 7 月于北京

前　言

世界中医药学会联合会教育指导委员会，致力于引领和促进世界中医药教育的健康发展及世界中医药人才的规范培养。早在成立之初，就在世界中医药学会联合会领导下，组织海内外专家分析世界中医药教育未来发展趋势，提出了发展世界中医药教育的建议与对策。起草了《世界中医学本科（CMD前）教育标准（草案）》，2009年5月经世界中医药学会联合会第二届第四次理事会认真论证和审议，发布了《世界中医学本科（CMD前）教育标准》。

世界中医学教育正在快速蓬勃发展。中医药课程是实现中医药专业人才培养目标的重要基础。但各国（地区）中医学教育发展不平衡，各教育机构所开设的专业课程差异较大，且核心内容不尽统一，故有必要确定中医学专业核心课程。为使世界各国（地区）中医教育机构通过教育实践，实现中医学专业培养目标，依据《世界中医学本科（CMD前）教育标准》，结合中医学教育特点和职业需要，参考世界各国（地区）中医学教育的实际情况，世界中医药学会联合会教育指导委员会制定了《世界中医学专业核心课程》和《世界中医学专业核心课程教学大纲》，并启动"世界中医学专业核心课程教材"的编译工作。

本套教材包括《中医基础理论》《中医诊断学》《中药学》《方剂学》《中医内科学》《中医妇科学》《中医儿科学》《针灸学》《推拿学》《黄帝内经选读》《伤寒论选读》《金匮要略选读》《温病学》，共13个分册。

教材编译的工作基础

2012年世界中医药学会联合会教育指导委员会成立了"世界中医学专业核心课程教材"编译指导委员会，审议了"世界中医学专业核心课程教材编译原则和要求"，与会专家对"编译原则和要求"提出了许多建设性的意见与建议。世界中医药学会联合会教育指导委员会秘书处通过综合各位专家建议，于2012—2013年在天津中医药大学资助和参与下组织开展了"世界中医学专业核心课程中外教材比较研究"；在充分分析、总结各国（地区）教材特色和优势的基础上各课程研究团队组织起草了"课程教材目录和章节样稿"，并寄发到世界各国（地区）相关专家审议，收回专家反馈意见和建议94条，涉及教材内容、语言翻译、体例格式等方面。秘书处组织专家根据研究结果对"世界中医学专业核心课程教材编译原则和要求"进行了认真修订等。以上工作为编译"世界中医学专业核心课程教材"奠定了坚实的基础。

教材的定位

当前本科教育仍是各学科专业教育的基础主体。同时"世界中医学专业核心课程教材"还应服从、服务于已发布的相关中医学专业教育标准，以及综合考虑各国（地区）中医学教育的实际情况、临床实际需要等。"世界中医学专业核心课程教材"（以下简称"教材"）的适用对象定位为世界中医学专业本科教育，同时兼顾研究生教育及中医医疗人员自修参考；教材的知识范围以满足培养胜任中医临床需要的准中医师为度，同时应具有一定的深度和广度，为知识延伸提供参考。读者对象为海外中医药院校的学员，海外中医药从业人员，来华学习的外国留学生，以及内地高校中医药英语班学员。

教材的编译原则

本套教材的编译坚持了教材的思想性，科学性，系统性，实用性，先进性，安全性，规范性，普适性等原则。

思想性。中医学历来重视思想性的传承，大医精诚、倡导仁爱，注重学生思想观念和道德品质的培养，树立为人类健康服务的仁爱思想，这是中医学医德修养的核心，也是一名合格中医师的必备品质。

科学性。教材应正确反映中医学体系内在规律，中医概念、原理、定义和论证等内容确切，符合传统文献内涵，表达简单、明确、规范，避免用带有背景知识的词句。中医学理论内涵植根于中医学理论

发展史中，尊重中医学理论的传统内涵，才能正本清源，使教材体现稳定性和延续性。

系统性。系统承载中医学理论，完整构建中医学核心知识体系，突出基本理论、基本知识和基本技能。课程资源要求层次清晰，逻辑性强，循序渐进，做好课程间内容衔接，合理整合，避免交叉重复等。

实用性。教材着力服务于临床，阐释基本理论时做到理论与实践相结合，临床内容主要选择中医的优势病种，以及被广泛应用的中药、针灸、推拿等处理方法，学以致用。实用性是教材的价值所在，在进行理论讲解时注重介绍各国（地区）的常见病、多发病的临床治疗，经典课程的学习重视其临床指导作用及对学生临床思维能力的培养等。

先进性。教材注重反映中医学的发展水平，引入经过验证的，公开、公认的科学研究或教学研究的新理论、新技术、新成果等内容，展示中医学的时代性特征。如温病学课程中介绍人类防治禽流感、重症急性呼吸综合征等研究的最新情况，针灸学课程中介绍了腧穴特异性研究进展等。教材的先进性是一个学科生命力的体现。

安全性。教材对治疗方法、技术的介绍重视安全性和临床实际，要求明确适应证、禁忌证。如针灸学课程中重视介绍相关穴位适应证、安全操作等，中药学课程介绍中药相关的科学炮制、合理辨用、明确剂量、汤剂煎煮及服用方法、濒危禁用药物的替代品等，推拿学课程中介绍推拿

手法的宜忌等。教材知识内容选择应以服务临床应用为基础，重视安全性，各种表达力争严谨、精确，符合各国（地区）法律要求。

规范性。教材统一使用规范术语，文字通俗易懂但不失中医本色，语言翻译做到"信、达、雅"，采用现有的国际标准中的规范表述，翻译力争达到内容的准确性与语言的本土化兼顾，同时还重视知识版权的保护。

普适性。教材服务于中医教学，内容经典，篇幅适当，外延适度，尽可能符合各国（地区）教学实际。在版式、体例、表达等方面采用国际通用编写体例，避免大段叙述并及时进行小结。重视使用知识链接的表达方式，使教材版式活泼，在增加教材知识性同时不影响主体知识，如临床课程可适量链接增加西医基础知识，推拿课程增加介绍国外的整脊疗法等。加强图例、表格等直观表达方式的应用，简化语言叙述，将抽象问题具体化。

▎教材的编译过程

2015 年，根据世界中医学专业核心课程教材编译人员遴选条件，各国（地区）中医药教育机构专家积极申报，共收到推荐自荐表 313 份（境外 89 份）。最终确定教材主编 28 名、副主编 64 名。参与此套教材编写的专家来自中国、美国、英国、法国、澳大利亚、加拿大、新加坡、新西兰、马来西亚、荷兰、希腊、日本、西班牙、中国香港和中国台湾等 15 个国家和地区，共计 290 人，其中 59 名境外专家中有 26 人担任主编或副主编。参加机构包括 74 所高等中医药院校及研究院（所），其中境内 34 个机构，境外 40 个机构。

2015 年召开的"世界中医学专业核心课程教材"主编会议和编写会议，明确了世界中医学专业核心课程教材总体编译要求，深入研讨和合理安排了各课程编委对相关课程教材的编写任务、分工及进度安排，明确了教学大纲、编写大纲及相关课程交叉内容的界定，以及教材编译过程中相关问题的解决办法等。之后又召开了主编进度汇报会和教材审稿会，经过 20 个月的辛勤努力，汇集世界中医教育专家智慧，具有"思想性、科学性、系统性、实用性、先进性、安全性、规范性、普适性"的第一套世界中医学专业核心课程教材中文版于 2016 年 10 月召开的定稿会上定稿。

2016 年 10 月世界中医学专业核心课程教材翻译会召开，会上聘任了世界中医学专业核心课程教材的英文版主译。

主译人员的遴选是根据世界中医学专业核心课程教材翻译人员遴选条件，经推荐和自荐，充分考虑申报者在专业领域的学术地位、影响力、权威性，以及地域的代表性，经世界中医药学会联合会教育指导委员会、世界中医药学会联合会翻译专业委员会与中国中医药出版社认真研究，确定各课程教材主译 49 人，其中博士 39 人，硕士 8 人，本科 2 人。他们来自 9 个国家（地区），其中境外主译 38 人，美国就有 24 人参与此项工作，境内主译也大多具有海外教学经历，长期从事中医专业相关英语教学和翻译，经验丰富。

这套教材的出版具有重要意义，抓住了中医药振兴发展天时地利人和的大好时机，可为服务于中医药"走出去"，促进共建共享，推动中医药为实现世界卫生组织（WHO）"人人享有基本医疗服务"的崇高目标而作出贡献。同时，该套教材的出版发行，也有利于中医药国际标准的推广和普及，也较好适应了全球范围内以"预防为主，维护健康"为重点的医疗卫生体制改革，适应了世界对中医药需求增长的形势。因此，本套教材必将有助于世界中医药人才的培养，有利于中医药在世界范围内被更广泛地认识、理解和推广应用，惠及民众，造福人类。

书将付梓，衷心感谢海内外专家学者的辛勤工作，群策群力，认真编译，保障了核心教材顺利出版发行。感谢国家中医药管理局、世界中医药学会联合会、中国中医药出版社、天津中医药大学对本书给予的大力支持和无私帮助！感谢所有作出贡献的同道朋友们！需要特别指出的是单宝枝教授为本套教材尽力颇甚，贡献尤殊！

世界中医学专业核心课程教材总主编

张伯礼

2018 年夏

目　录

《中医基础理论》教学大纲

前　言

"中医基础理论"是中医药学中重要的专业基础课程和核心课程，通过对该课程的学习，要求学生掌握课程中有关中医学的基本理论、基本知识和基本思维方法。课程主要内容包括绪论、阴阳学说、五行学说、藏象、精气血津液、经络、体质、病因、发病、病机、防治原则等。通过中医基础理论的学习，能够为学习中医诊断学、中药学、方剂学、中医经典著作和临床各科奠定基础。

本课程以课堂讲授为主，可根据实际情况，结合多媒体教学等方法，以提高学生对中医基础理论知识的认知能力，培养学生的中医思维。

本课程按 150 学时设计。

教学要求和教学内容

绪　论

【目的要求】

1. 掌握中医学理论体系的基本特点。

2. 了解中医学、中医基础理论、中医学

理论体系的基本概念，中医学的学科属性，中医学理论体系的形成、发展和创新概况，中医学与中国传统文化的关系，中医学的主要思维方法。

【教学内容】

1. 中医学理论体系的形成、发展和创新

（1）中医学的基本概念。

（2）中医学的学科属性：基于长期临床实践，融入人文社会科学的自然科学；受古代哲学思想的深刻影响；是多学科融合的知识体系。

（3）中医学理论体系的形成、发展和创新。

2. 中医学与中国传统文化的关系

（1）中国传统文化对中医学的形成和发展的影响和作用：儒道释、不同时期传统文化、中国传统哲学对中医学的形成和发展的影响和作用。

（2）中医学对中国传统文化的影响和作用：中医学是中国传统文化的实践基础；中医学是中国传统文化传承与发展的载体；中医学理论和实践的发展推动了中国传统文化的发展。

3. 中医学理论体系的基本特点

（1）整体观念：人体自身的整体性；人与自然、社会环境的统一性。

（2）辨证论治：病、证、症的基本概念；辨证与论治的概念及其临床应用（同病异治与异病同治）；辨证与辨病相结合。

4. 中医学的主要思维方法

（1）取象比类。

（2）司外揣内。

（3）归纳演绎。

（4）试探反证。

5. "中医基础理论"课程的主要内容

（1）中医学的哲学基础。

（2）中医学对人体生理的认识。

（3）中医学对疾病及其防治的认识。

第一章 阴阳五行——中医学的古代哲学思维

【目的要求】

1. 掌握阴阳的基本概念和阴阳学说的基本内容。

2. 掌握五行的基本概念和五行学说的基本内容。

3. 了解阴阳学说和五行学说在中医学中的应用。

【教学内容】

第一节 阴阳学说

1. 阴阳的概念与属性

（1）阴阳的概念。

（2）阴阳的属性：事物阴阳属性的划分；事物阴阳属性的相对性和绝对性。

（3）阴阳的模式：阴阳二分模式；阴阳三分模式。

2. 阴阳学说的基本内容

（1）阴阳对立制约：对立、制约的概念和意义。

（2）阴阳互根互用：互根、互用的概念和意义。

（3）阴阳消长平衡：阴阳消长的概念与形式；阴阳平衡的概念及机制。

（4）阴阳相互转化：阴阳转化的概念、机理与形式。

（5）阴阳自和稳态：阴阳自和稳态的概念及意义。

3. 阴阳学说在中医学中的应用

（1）说明人体的结构属性。

（2）说明人体的生理功能。

（3）阐释人体的病理变化。

（4）指导疾病的诊断。

（5）指导疾病的防治。

第二节 五行学说

1. 五行的概念与特性

（1）五行的概念。

（2）五行的特性：木曰曲直；火曰炎上；土爰稼穑；金曰从革；水曰润下。

（3）事物和现象的五行归类：归类的依据、方法和结果（构成五行系统）。

（4）五行的关系及模式：五行生克关系；中土五行模式。

2. 五行学说的基本内容

（1）五行相生与相克：各自的概念、次序。

（2）五行制化：制化的概念、规律和意义。

（3）五行的生克异常：母子相及、相乘与相侮各自的概念、次序、形成原因和相互关系。

3. 五行学说在中医学中的应用

（1）说明天人相应的结构系统。

（2）说明五脏系统之间的生理联系。

（3）说明五脏病变的相互影响。

（4）指导疾病的诊断。

（5）指导疾病的防治。

第二章　藏象——基于象思维的脏腑整体观

【目的要求】

1. 掌握藏象的基本概念，脏、腑及奇恒之腑的生理特点。

2. 掌握五脏的生理功能，以及与形、窍、志、液、时的联系。

3. 掌握六腑的生理功能。

4. 掌握脑和女子胞的生理功能。

5. 掌握脏与脏、脏与腑、腑与腑之间的关系。

6. 了解藏象学说的形成和特点。

7. 了解心包络和命门学说的概要。

8. 了解脏腑与生命活动的关系。

【教学内容】

第一节　藏象学说概论

1. 藏象的基本概念。

2. 藏象学说的基本内容：内脏的分类；五脏、六腑共同的生理特点。

3. 藏象学说的形成

（1）古代解剖知识。

（2）长期对人体生理病理现象的观察。

（3）大量医疗实践的反复验证。

（4）古代哲学思想的渗透。

4. 藏象学说的特点

（1）以五脏为中心的整体观。

（2）以"象"的联系为核心的功能观。

（3）以"五脏应五时五方"为主导的时空观。

（4）以"五神脏"为特色的形神观。

（5）以五脏阴阳气化活动为核心的自和观。

第二节　五　脏

1. 心

（1）部位、生理功能概述。

（2）生理功能：主血脉；主神志。

（3）生理特性：心为阳脏；主通明。

（4）心的系统联系。

【附】心包。

2. 肺

（1）部位、生理功能概述。

（2）生理功能：主气，司呼吸；主宣发肃降；主通调水道；朝百脉；主治节。

（3）生理特性：肺为娇脏；喜润恶燥。

（4）肺的系统联系。

3. 脾

（1）部位、生理功能概述。

（2）生理功能：主运化；主升清；主统血。

（3）生理特性：喜燥恶湿；居中央灌四旁。

（4）脾的系统联系。

4. 肝

（1）部位、生理功能概述。

（2）生理功能：主疏泄；主藏血。

（3）生理特性：肝为刚脏；主升发。

（4）肝的系统联系。

5. 肾

（1）部位、生理功能概述。

（2）生理功能：主藏精；主水；主纳气。

（3）生理特性：主封藏；为水火之宅。

（4）肾的系统联系。

【附】命门

第三节　六　腑

六腑的共同生理特点；七冲门的部位和作用。

1. 胆：部位。生理功能：藏泄胆汁；主决断。

2. 胃：部位。生理功能：受纳腐熟水谷；主通降；喜润恶燥。

【附】胃气

3. 小肠：部位。生理功能：受盛化物；泌别清浊。

4. 大肠：部位。生理功能：传导糟粕；吸收水分。

5. 膀胱：部位。生理功能：贮存津液；排泄尿液。

6. 三焦

（1）部位。生理功能：通行元气；运行水液；畅行真火。

（2）部位三焦：上、中、下三焦各自的功能。三焦各自的生理特点：上焦如雾；中焦如沤；下焦如渎。

第四节　奇恒之腑

本节只介绍脑及女子胞，其他如脉、骨、髓、胆已经在藏象中讨论。

1. 脑：部位。生理功能：贮藏精髓；主司感觉运动。生理联系：脑与五脏、精气血津液的联系。

2. 女子胞：部位。生理功能：主持月经；孕育胎儿。生理联系：肾中精气的作用；心肝脾的作用；冲任的作用。

【附】精室。

第五节　脏腑之间的关系

1. 脏与脏之间的关系。

2. 腑与腑之间的关系。

3. 脏与腑之间的关系。

第六节　脏腑与生命活动

1. 脏腑与呼吸运动。

2. 脏腑与血液循环。

3. 脏腑与消化吸收。

4. 脏腑与津液代谢。

5. 脏腑与睡眠活动。

6. 脏腑与生殖繁衍。

7. 脏腑与精神活动。

第三章　精气血津液——生命活动的基本物质

【目的要求】

1. 掌握精的基本概念、分类及功能。

2. 掌握气的基本概念、生成、运行、功能及分类。

3. 掌握血的基本概念、生成、运行和功能。

4. 掌握津液的基本概念、代谢和功能。

5. 掌握气与血、气与津液之间的关系。

6. 了解精与气、精与血、血与津液之间的关系。

【教学内容】

第一节　精

1. 精的概念。

2. 精的生成、贮藏与施泄。

3. 精的功能：繁衍生殖、濡养脏腑、化血、化气、充神等作用。

4. 精的分类：先天之精与后天之精；脏腑之精与生殖之精。

第二节　气

1. 气的概念。

2. 气的生成：生成之源；相关脏腑。

3. 气的运动与气化

（1）气的运动：气机的概念；气运动的形式；气运动的意义；脏腑之气的运动规律；气运动失常的表现形式。

（2）气化：气化的概念；气化的形式。

（3）气机与气化的关系。

4. 气的功能

（1）推动作用。

（2）温煦作用。

（3）防御作用。

（4）固摄作用。

（5）气化作用。

5. 气的分类：元气、宗气、营气、卫气的组成、分布及功能。

第三节　血

1. 血的概念。

2. 血的生成。

3. 血的运行。

4. 血的功能：营养滋润；化神。

第四节　津　液

1. 津液的概念。

2. 津液的代谢：津液的生成、输布和排泄及相关的脏腑功能。

3. 津液的功能：滋润濡养；充养血脉。

第五节　精气血津液之间的关系

1. 气与血的关系

（1）气为血之帅：气能生血；气能行血；气能摄血。

（2）血为气之母：血能载气；血能养气。

2. 气与津液的关系：气能生津；气能行津；气能摄津；津能载气；津能生气。

3. 精血津液的关系：精血同源；津血同源。

4. 精气的关系：精能化气；气能生精。

第四章　经络——人体信息传导与调节系统

【目的要求】

1. 掌握经络的概念、经络系统的组成。

2. 掌握十二经脉的走向、交接规律、分布规律、表里关系、流注次序。

3. 掌握奇经八脉的概念、功能，督脉、任脉、冲脉、带脉的循行和基本功能。

4. 掌握经络的生理功能。

5. 了解十二经脉的循行部位。

6. 了解阴跷脉、阳跷脉、阴维脉、阳维脉的循行路线和基本功能。

7. 了解经别、别络、经筋、皮部的基本概念和功能。

8. 了解经络学说的临床应用。

【教学内容】

第一节　经络学说概述

1. 经络的基本概念。

2. 经络学说的形成。

3. 经络系统的组成。

第二节　十二经脉

1. 十二经脉的名称。

2. 十二经脉的走向、交接规律。

3. 十二经脉的分布规律。

4. 十二经脉的表里关系。

5. 十二经脉气血的流注次序。

6. 十二经脉的循行部位。

第三节　奇经八脉

1. 奇经八脉的主要功能。

2. 奇经八脉的循行部位和基本功能

（1）督脉的循行与基本功能。

（2）任脉的循行与基本功能。

（3）冲脉的循行与基本功能。

（4）带脉的循行与基本功能。

（5）阴维脉、阳维脉的循行与基本功能。

（6）阴跷脉、阳跷脉的循行与基本功能。

第四节　经别、别络、经筋、皮部

1. 经别的循行与基本功能。

2. 别络的循行与基本功能。

3. 经筋的循行与基本功能。

4. 皮部的循行与基本功能。

第五节　经络的功能和应用

1. 经络的生理功能。

2. 经络学说的应用。

第五章　体质——人体形神的个性差异性

【目的要求】

1. 掌握体质的概念，常见体质的分型和特征。

2. 了解体质的生理基础及体质学说的应用。

【教学内容】

第一节　体质学说概述

1. 体质的概念。

2. 体质的特点。

第二节　体质的形成

1. 先天禀赋。

2. 年龄因素。

3. 性别差异。

4. 饮食因素。

5. 劳逸因素。

6. 情志因素。

7. 地理因素。

8. 治疗影响。

第三节　体质的分类

1. 体质的分类方法。

2. 常见体质类型及其特征

（1）阴阳平和质。

（2）偏阳质。

（3）偏阴质。

第四节　体质学说的应用

1. 体质与发病。

2. 体质与证候。

3. 体质与治疗。

4. 体质与养生。

第六章　病因——百病始生的基本原因

【目的要求】

1. 掌握病因的概念及病因学说的特点。

2. 掌握六淫、疬气的概念和共同致病特点，六淫各自的致病特点及主要病理表现。

3. 掌握七情内伤的概念与致病特点。

4. 掌握饮食失宜、劳逸失度的致病规律和特点。

5. 掌握痰饮、瘀血、结石、毒邪的概念、形成原因和致病特点以及瘀血致病的病证特点。

6. 了解毒邪、外伤、诸虫、药害、医过和先天因素等致病特点。

【教学内容】

病因和病因学说的概念；病因学说的特点。

第一节　六　淫

1. 六淫的概念及共同致病特点。

2. 六淫各自的性质和致病特点

（1）风邪：阳邪，其性开泄，易袭阳位；善行而数变；主动，为百病之长。

（2）寒邪：阴邪，易伤阳气；寒性凝滞；寒性收引。

（3）湿邪：阴邪，易伤阳气，阻遏气机；湿性重浊；湿性黏滞；湿性趋下。

（4）燥邪：燥性干涩，易伤津液；燥易伤肺。

（5）暑邪：阳邪，其性炎热；暑性升散，易扰神伤津耗气；暑多夹湿。

（6）火（热）邪：阳邪，其性炎上；易

扰心神；易伤津耗气；易生风动血；易致疮疡。

第二节　疠　气

1. 疠气的基本概念。

2. 疠气的致病特点：发病急骤，病情危笃；传染性强，易于流行；一气一病，症状相似。

3. 影响疠气产生的因素。

第三节　七情内伤

1. 七情内伤的基本概念。

2. 七情与脏腑的关系。

3. 七情内伤的致病特点：直接伤及内脏；影响脏腑气机；情志波动影响病情。

第四节　饮食失宜

1. 饮食不节。

2. 饮食不洁。

3. 饮食偏嗜：寒热偏嗜；五味偏嗜；食类偏嗜。

第五节　劳逸失度

1. 过劳：劳力过度；劳神过度；房劳过度。

2. 过逸。

第六节　病理产物性病因

1. 痰饮

（1）痰饮的概念。

（2）痰饮的形成。

（3）痰饮的致病特点：阻滞气血运行；影响水液代谢；易于蒙蔽神明；致病广泛，变化多端。

2. 瘀血

（1）瘀血的概念。

（2）瘀血的形成：病因和机理。注意与血瘀概念的区别。

（3）瘀血的致病特点：阻滞气机；影响血行；阻碍新血生成；病证繁多。

（4）瘀血致病的病证特点。

3. 结石

（1）结石的基本概念。

（2）结石的形成。

（3）结石的致病特点：多发于肝、肾、胆、胃、膀胱等脏腑；病程较长、病情轻重不一；阻滞气机，损伤血脉。

第七节　其他病因

1. 毒邪：概念；形成；致病特点。

2. 外伤：外力损伤、烧烫伤、冻伤、虫兽所伤等。

3. 诸虫：蛔虫、钩虫、蛲虫、绦虫、血吸虫等。

4. 药害。

5. 医过。

6. 先天因素。

第七章　发病与病机——疾病发生、发展、变化的机理

【目的要求】

1. 掌握发病的基本原理。

2. 掌握病机的基本概念及层次结构。

3. 掌握邪正盛衰与虚实变化和疾病转归的关系。

4. 掌握阴阳偏胜、偏衰、互损、格拒、亡失的病机。

5. 掌握气血失调的病机。

6. 掌握内生"五邪"的病机。

7. 熟悉疾病传变的基本概念和病位传变、寒热转化、虚实转化的具体规律。

8. 了解影响发病的因素和发病的类型。

9. 了解津液不足、津液输布与排泄障碍的病机。

10. 了解精虚、精瘀、失精、血热、血寒和精气血关系失调的病机。

【教学内容】

第一节　发　病

1. 发病的概念。

2. 发病原理

（1）发病的基本原理：正气不足是发病的内在因素，邪气侵袭是发病的重要条件，邪正相搏的胜负决定发病与否。

（2）影响发病的主要因素：外在因素、内在因素。

3. 发病类型

（1）感而即发。

（2）伏而后发。

（3）徐发。

（4）继发。

（5）复发。

第二节　病　机

1. 病机的概念、层次结构。

2. 基本病机

（1）邪正盛衰：邪正盛衰与虚实变化；邪正盛衰与疾病转归。

（2）阴阳失调：阴阳偏胜；阴阳偏衰；阴阳互损；阴阳格拒；阴阳亡失。

（3）精气血津液失常：①精的失常：精亏、精瘀的病机。②气的失常：气虚、气机失调的病机。③血的失常：血虚、血瘀、出血、血寒、血热的病机。④津液代谢失常：津液不足、津液输布和排泄障碍的病机。⑤精气血关系失常的病机。

3. 内生五邪

（1）内风。

（2）内寒。

（3）内湿。

（4）内燥。

（5）内火。

第三节　疾病传变

1. 疾病传变的形式：表里出入；外感病传变；内伤病传变等。

2. 影响疾病传变的因素：体质因素、病邪因素、地域因素、气候因素、治疗因素。

第八章　养生与防治原则——维护健康与防治疾病的策略

【目的要求】

1. 掌握养生、预防的概念和原则。

2. 掌握治则的概念以及正治反治、标本缓急、扶正祛邪、调整阴阳和三因制宜等治疗原则。

3. 了解养生的方法。

4. 了解调和气血等治则。

【教学内容】

第一节　养　生

1. 养生的概念。

2. 养生的基本原则：顺应自然；形神兼养；保精护肾；调养脾胃。

3. 养生的方法：精神养生；起居养生；饮食养生；运动养生；环境养生；针药养生。

第二节　预　防

1. 预防（治未病）的概念。

2. 未病先防：增强正气；避免邪气侵害。

3. 既病防变：早期诊治；防止传变。

4. 病后防复：防止感邪复病；防止情志致复；防止食复；防止劳复；防止药复。

第三节　治疗原则

1. 治则的概念，治则与治法的关系，治病求本的意义。

2. 正治反治。

3. 治标治本。

4. 扶正祛邪。

5. 调整阴阳。

6. 调和气血。

7. 三因制宜。

附录：

教学参考学时

教学内容	参考学时
绪　　论	12
第一章　阴阳五行	16
第二章　藏　象	36
第三章　精气血津液	14
第四章　经　络	16
第五章　体　质	6
第六章　病　因	18
第七章　发病与病机	22
第八章　养生与防治原则	10
总　　计	150

《中医诊断学》教学大纲

前 言

"中医诊断学"是在中医学理论的指导下，研究诊法、诊病和辨证的基础理论、基本知识和基本技能的一门学科。它不仅是中医学各专业的基础课，而且是连接基础理论与临床各科之间的桥梁课程，在中医及针灸推拿专业学习者的知识结构中起着承前启后的重要作用。其课程内容主要包括绪论、诊法（望、闻、问、切四诊）、辨法（八纲辨证、病因辨证、气血津液辨证、脏腑辨证等）、诊断综合运用，其中包括中医病历书写与医案导读等内容。通过本课程的教学，使学习者熟悉中医诊断学的含义与内容；掌握中医诊断的基本原理和原则；掌握中医诊察疾病的基本知识，熟练运用四诊技能；掌握中医辨证诊断的基本知识和主要内容；熟悉病情资料的综合处理、辨证诊断思路，能运用中医的辨证方法对临床常见疾病进行正确的辨证分析和诊断；并了解中医病历书写的主要内容、格式和要求以及中医医案学习的方法。

本课程教学形式采用以课堂讲授为主，充分运用现代教学手段进行教学；突出重点，讲清难点，注重理论知识的系统性、准确性和实用性，注重技能训练。

本课程参考学时为 130 学时。

教学要求和教学内容

绪 论

【目的要求】

1. 熟悉中医诊断学的含义和主要内容，掌握中医诊断的基本原理和原则。

2. 了解中医诊断学的发展简史。

【教学内容】

1. 中医诊断学的含义。

2. 中医诊断学的发展简史。

3. 中医诊断学主要包括诊法、诊病、辨证、诊断综合运用、病历书写与医案导读等内容。

4. 中医诊断的基本原理是司外揣内、见微知著、以常衡变。

5. 中医诊断的基本原则是整体审察、四诊合参、病证结合。

6. 学习中医诊断学的方法。

上篇 诊 法

第一章 望 诊

【目的要求】

1. 了解望诊的原理及意义；熟悉望诊的

方法和注意事项。

2. 掌握神的概念，望神的重点，得神、少神、失神、假神、神乱的表现与临床意义；了解望神的原理及意义。

3. 掌握常色和病色、主色和客色、善色和恶色的概念及特点，五色主病的主要表现和临床意义；熟悉色与泽的临床意义，望色十法的内容；了解望色的原理及意义，望色的注意事项。

4. 了解望形体、姿态的原理和意义、基本内容及临床意义。

5. 熟悉头部、面部、目、口唇、咽喉的常见异常表现及临床意义；了解耳、鼻、齿与龈的常见异常表现及临床意义。

6. 熟悉颈项、胸胁、腹部、皮肤的常见异常表现及临床意义；了解腰背部、四肢、二阴的常见异常表现及临床意义。

7. 熟悉舌诊原理，舌诊的方法和注意事项；了解舌的形态结构与生理功能。

8. 掌握正常舌象的特征及意义；了解舌象的生理性变异。

9. 掌握舌质、舌苔的特征及临床意义；熟悉舌象分析要点；了解舌诊的临床意义。

10. 熟悉排出物异常的表现及临床意义。

11. 掌握小儿食指正常络脉、病理小儿食指络脉的特征及临床意义；熟悉望小儿食指络脉的方法和注意事项；了解望小儿食指络脉的原理及意义。

【教学内容】

1. 望神：神的概念，望神的原理及意义，望神的重点；得神、少神、失神、假神、神乱的表现及临床意义，望神的方法和注意事项。

2. 望色

（1）望色的原理及意义；常色与病色的概念及特点。

（2）五色主病的主要表现和临床意义；望色十法的内容；望色的注意事项。

3. 望形

（1）望形的原理及意义；形体强、弱、胖、瘦的表现及其临床意义。

（2）体质类型的表现和临床意义。

4. 望态：望姿态诊病的原理及意义；常见异常姿态的表现及其临床意义。

5. 局部望诊：局部望诊的原理；常见异常表现及其临床意义。

6. 舌诊概说

（1）舌的形态结构与生理功能、舌诊原理。

（2）舌诊的方法与注意事项。

7. 正常舌象及其生理变异。

8. 舌诊内容

（1）望舌质

①舌神：荣、枯舌的特征与临床意义。

②舌色：淡红、淡白、红、绛、青紫舌的特征与临床意义。

③舌形：老、嫩、胖大、肿胀、瘦薄、点刺、裂纹、齿痕舌的特征与临床意义。

④舌态：痿软、强硬、歪斜、颤动、吐弄、短缩舌的特征与临床意义。

⑤舌下络脉的观察方法、正常舌络、病理舌络的表现及其临床意义。

（2）望舌苔

①苔质：厚薄、润燥、腐腻、剥落、偏全、真假苔的特征与临床意义。

②苔色：白、黄、灰黑苔的特征与临床意义。

9. 舌象分析要点与舌诊的临床意义。

10. 望排出物：望排出物诊病的原理；排出物异常的表现及其临床意义。

11. 望小儿食指络脉

（1）望小儿食指络脉的原理与方法。

（2）小儿食指正常络脉、病理络脉的表现及临床意义。

第二章　闻　诊

【目的要求】

1. 了解闻诊的原理与意义、闻诊的方法和注意事项。

2. 掌握正常声音与病变声音的特点及临床意义。

3. 了解常见病体、排出物及病室气味的特点和临床意义。

【教学内容】

1. 闻诊概述

（1）闻诊的原理与意义。

（2）闻诊的方法和注意事项。

2. 听声音

（1）听声音诊病的原理。

（2）正常声音的特点及意义。

（3）语声重浊、音哑、失音、呻吟、惊呼、谵语、郑声、错语、独语、狂言、言謇等的特点与临床意义。

（4）喘和哮、短气和少气、鼻鼾、常见咳声的特点与临床意义。

（5）呕吐、呃逆、嗳气、太息、喷嚏、肠鸣等声音的特点与临床意义。

3. 嗅气味

（1）嗅气味诊病的原理。

（2）体味、口气、呼吸、痰、涕、呕吐物、排泄物等异常气味的特点与临床意义。

（3）病室气味异常的特点与临床意义。

第三章　问　诊

【目的要求】

1. 了解问诊的意义、内容、方法及注意事项。

2. 掌握主诉的含义及书写要求。

3. 掌握常见现在症的表现及临床意义。

【教学内容】

1. 问诊的意义、方法及注意事项。

2. 问诊的内容：一般情况、主诉、现病史、既往史、个人生活史、家族史等。

3. 问现在症

（1）问寒热的含义；恶寒、恶风、畏寒、寒战、发热的概念；恶寒发热、但寒不热、但热不寒、寒热往来的表现与临床意义。

（2）问汗的内容；有汗无汗、自汗、盗汗、绝汗、战汗、黄汗、局部汗出的特征与临床意义。

（3）问疼痛的要点；各种疼痛的特征与临床意义。

（4）头晕、胸闷、心悸、胁胀、脘痞、腹胀、身重、麻木、身痒、乏力的特征与临床意义。

（5）耳鸣、耳聋、重听、耳胀、耳闭、目痒、目痛、目胀、目眩、目昏、雀盲、歧视的特征与临床意义。

（6）失眠、嗜睡、昏睡的特征与临床意义。

（7）饮食、口味、二便异常的表现与临床意义。

（8）经带异常的表现与临床意义。

（9）阳痿、遗精、早泄的表现与临床意义。

（10）问小儿的内容及临床意义。

第四章　切　诊

【目的要求】

1. 了解脉象形成的原理。

2. 掌握诊脉的部位，寸口诊脉的方法，正常脉象的特征。

3. 掌握常见脉象的特征和临床意义，相兼脉的主病；了解妇人脉与小儿脉的特征和临床意义，脉诊的临床意义及运用。

4. 了解按诊的原理及意义。

5. 熟悉按诊的方法和注意事项。

6. 掌握按脘腹的内容和临床意义；熟悉按头颈部、额部、胸胁、乳房、虚里、背部、肌肤、手足、切经的内容和临床意义。

【教学内容】

1. 脉象形成的原理及诊脉的部位。

2. 寸口诊脉的原理及方法，构成脉象的要素。

3. 正常脉象的特点和脉象的生理变异。

4. 二十八脉的脉象特征和临床意义。

5. 相似脉的鉴别，相兼脉的主病。

6. 妇人脉与小儿脉的特征和临床意义。

7. 脉诊的临床意义及运用。

8. 按诊的原理及意义、方法、注意事项。

9. 常用的按诊检查方法和临床意义。

中篇　辨　法

第五章　八纲辨证

【目的要求】

1. 掌握八纲辨证的概念，八纲基本证的概念、临床表现与辨证要点；熟悉八纲基本证的证候分析、治疗方法和鉴别要点。

2. 熟悉八纲证的相兼、错杂、转化的概念、病机与临床表现。

【教学内容】

1. 八纲辨证的概念、意义。

2. 表里辨证：表证、里证、半表半里证的概念、临床表现、证候分析、辨证要点、治疗方法、鉴别要点。

3. 寒热辨证：寒证、热证的概念、临床表现、证候分析、辨证要点、治疗方法、鉴别要点、真假辨别。

4. 虚实辨证：实证、虚证的概念、临床表现、证候分析、辨证要点、治疗方法、鉴别要点、真假辨别。

5. 阴阳辨证：阴证、阳证的概念、临床表现、证候分析、辨证要点、鉴别要点；阴虚证、阳虚证、亡阴证、亡阳证的概念、临床表现、证候分析、辨证要点、治疗方法、鉴别要点。

6. 八纲证的相兼、错杂、转化的概念、病机与临床表现。

第六章　病因辨证

【目的要求】

掌握六淫病证、七情病证中常见证型的概念、临床表现与辨证要点；熟悉其证候分析与治疗方法。

【教学内容】

1. 风淫证、寒淫证、暑淫证、湿淫证、燥淫证、火热证的概念、临床表现、证候分析、辨证要点、治疗方法。

2. 喜证、怒证、忧证、思证、悲证、恐证、惊证的概念、临床表现、证候分析、辨证要点、治疗方法。

心阳虚证与心阳虚脱证，心阴虚证与心火亢盛证，痰蒙心神证与痰火扰神证的鉴别。

3. 肺与大肠病辨证

（1）肺与大肠病的主要病理、常见症状。

（2）肺气虚证、肺阴虚证、风寒犯肺证、风热犯肺证、燥邪犯肺证、肺热炽盛证、痰热壅肺证、寒痰阻肺证、饮停胸胁证、风水相搏证、肠燥津亏证、肠虚滑泻证、肠热腑实证、大肠湿热证、虫积肠道证的概念、临床表现、证候分析、辨证要点、治疗方法。

（3）燥邪犯肺证与肺阴虚证，风热犯肺证与肺热炽盛证，肺热炽盛证与痰热壅肺证，肠燥津亏证与肠热腑实证的鉴别。

4. 脾与胃病辨证

（1）脾与胃病的主要病理、常见症状。

（2）脾气虚证、脾虚气陷证、脾阳虚证、脾不统血证、寒湿困脾证、湿热蕴脾证、胃气虚证、胃阳虚证、胃阴虚证、寒滞胃脘证、胃热炽盛证、食滞胃脘证的概念、临床表现、证候分析、辨证要点、治疗方法。

（3）脾气虚证、脾虚气陷证、脾不统血证与脾阳虚证，寒湿困脾证与湿热蕴脾证，胃气虚证、胃阳虚证与胃阴虚证，寒滞胃脘证与食滞胃脘证的鉴别。

5. 肝与胆病辨证

（1）肝与胆病的主要病理、常见症状。

（2）肝血虚证、肝阴虚证、肝郁气滞证、肝火炽盛证、肝阳上亢证、肝风内动证、寒凝肝脉证、胆郁痰扰证、肝胆湿热证的概念、临床表现、证候分析、辨证要点、治疗方法。

（3）肝血虚证与肝阴虚证，肝火炽盛证

第七章　气血津液辨证

【目的要求】

掌握气病、血病、津液病的常见证型的概念、临床表现与辨证要点；熟悉其证候分析与治疗方法。

【教学内容】

1. 气虚证、气陷证、气不固证、气脱证、气滞证、气逆证、气闭证、血虚证、血瘀证、血热证、血寒证、气血同病常见证型的概念、临床表现、证候分析、辨证要点、治疗方法。

2. 痰证、饮证、水停证、津液亏虚证的概念、临床表现、证候分析、辨证要点、治疗方法。

第八章　脏腑辨证

【目的要求】

掌握各脏腑病变的主要病理、常见症状，各脏腑常见证型的概念、临床表现、辨证要点及类证鉴别；熟悉各脏腑常见证型的证候分析与治疗方法。

【教学内容】

1. 脏腑辨证的概念、适用范围和意义，脏腑辨证的基本方法。

2. 心与小肠病辨证

（1）心与小肠病的主要病理、常见症状。

（2）心血虚证、心阴虚证、心气虚证、心阳虚证、心阳虚脱证、心火亢盛证、心脉痹阻证、痰蒙心神证、痰火扰神证、瘀阻脑络证、小肠实热证的概念、临床表现、证候分析、辨证要点、治疗方法。

（3）心血虚证与心阴虚证，心气虚证、

与肝阳上亢证，肝风内动四证，肝胆湿热证与湿热蕴脾证的鉴别。

6. 肾与膀胱病辨证

（1）肾与膀胱病的主要病理、常见症状。

（2）肾阳虚证、肾虚水泛证、肾阴虚证、肾精不足证、肾气不固证、肾不纳气证、膀胱湿热证的概念、临床表现、证候分析、辨证要点、治疗方法。

（3）肾虚六证，膀胱湿热证与小肠实热证的鉴别。

7. 脏腑兼病辨证

（1）脏腑兼病的概念、特点与形成规律。

（2）心肾不交证、心肾阳虚证、心肺气虚证、心脾两虚证、心肝血虚证、脾肺气虚证、肺肾阴虚证、肝火犯肺证、肝胃不和证、肝郁脾虚证、肝肾阴虚证、脾肾阳虚证的概念、临床表现、证候分析、辨证要点、治疗方法。

（3）心脾两虚证与心肝血虚证，心肺气虚证、脾肺气虚证与肺肾气虚证，肝胃不和证与肝郁脾虚证，心肾不交证、肺肾阴虚证与肝肾阴虚证，脾肾阳虚证与心肾阳虚证的鉴别。

第九章　其他辨证方法

【目的要求】

了解经络辨证、六经辨证、卫气营血辨证、三焦辨证的概念、临床表现、证候分析及辨证要点。

【教学内容】

1. 经络辨证

（1）经络辨证的概念。

（2）十二经脉的病证特点。

（3）奇经八脉的病证特点。

（4）经络辨证的临床应用。

2. 六经辨证概要

（1）六经辨证的概念。

（2）太阳病证、太阳经证（太阳中风证、太阳伤寒证）、太阳腑证，阳明病证、阳明经证、阳明腑证，少阳病证，太阴病证，少阴病证、少阴寒化证、少阴热化证，厥阴病证的概念、临床表现、证候分析、辨证要点。

（3）六经病证传经、循经传、越经传、表里传、直中、合病、并病等的概念。

3. 卫气营血辨证概要

（1）卫气营血辨证的概念。

（2）卫分证、气分证、营分证、血分证的概念、临床表现、证候分析、辨证要点。

（3）卫气营血证的顺传、逆传等的概念。

4. 三焦辨证概要

（1）三焦辨证的概念。

（2）上焦病证、中焦病证、下焦病证的概念、临床表现、证候分析、辨证要点。

（3）三焦病证的顺传、逆传等的概念。

下篇　诊断综合运用

第十章　中医四诊及辨证方法的综合运用

【目的要求】

了解病情资料的采集、属性分类、辨证的思路与方法、证素辨证、各种辨证方法的特点和综合运用。

【教学内容】

1. 病情资料的采集、属性分类。

2. 辨证的思路与方法、证素辨证。

3. 各种辨证方法的特点和综合运用。

第十一章　中医病历书写与医案导读

【目的要求】

了解中医病历书写的基本要求、重点内

容和格式，中医医案阅读的思路与方法。

【教学内容】

1. 病历的含义，中医病历书写的基本要求、重点内容和格式。

2. 中医医案阅读的思路与方法。

附录：

教学参考学时

教学内容	参考学时
绪　论	5
第一章　望　诊	25
第二章　闻　诊	5
第三章　问　诊	21
第四章　切　诊	16
第五章　八纲辨证	9
第六章　病因辨证	3
第七章　气血津液辨证	10
第八章　脏腑辨证	30
第九章　其他辨证方法	2
第十章　中医四诊及辨证方法的综合运用	2
第十一章　中医病历书写与医案导读	2
总　计	130

《中药学》教学大纲

前　言

"中药学"是介绍中药的基本理论和常用中药的来源、采制、性能、功效和临床应用等知识的一门学科，是学习中医药学必修的专业基础课程和核心课程。通过本课程的教学，使学生能掌握中药的基本理论和常用中药的性能、功效、应用等理论知识及技能，为学习方剂学、经典医籍选读以及中医药各专业课奠定基础。

本课程以课堂讲授为主，并安排一定的自学时间以及中药饮片辨识课，使学生具备识别常用中药饮片的一般知识。

本课程参考学时数为 150 学时，其中课堂教学时数 126 学时，自学时数 24 学时。

教学要求和教学内容

绪　言

【目的要求】

掌握中药、中药学含义；了解本草的含义。

【教学内容】

中药、中药学、本草的含义。

总　论

第一章　中药的起源和中药学的发展

【目的要求】

了解中药的起源和秦汉以来各历史时期本草学发展的主要成就。

【教学内容】

中药的起源和中药学的发展。

第二章　中药的产地、采集与贮藏

【目的要求】

1. 掌握道地药材的含义；了解中药的产地与药效的关系，以及在保证药效的前提下如何发展道地药材生产以适应临床用药的需要。

2. 了解植物药采集季节与药效的关系，以及不同药用部位的一般采收原则。

3. 了解影响中药变质的常见外界因素，贮藏中常见的中药变异现象，常用的中药贮藏与养护方法。

【教学内容】

第一节　中药的产地

道地药材的含义，中药的产地与药效的关系，如何正确对待道地药材。

第二节　中药的采集

植物类药材的采集。

第三节　中药的贮藏

影响中药变质的常见外界因素，贮藏中

常见的中药变异现象，常用的中药贮藏与养护方法。

第三章 中药的炮制

【目的要求】

掌握炮制的含义和目的，了解炮制方法的分类。

【教学内容】

概述：炮制的含义。

第一节 炮制的目的
第二节 炮制的方法

第四章 中药的性能

【目的要求】

1. 掌握中药治病的基本原理，中药性能的含义。

2. 掌握中药四气、五味、升降浮沉、归经、毒性的含义、确定依据和临床意义，四气、五味所表示的药物作用，影响升降浮沉和毒性的因素，以及如何正确对待中药的毒性。

【教学内容】

概述：中药治病的基本原理，中药性能的含义。

第一节 四 气

四气的含义、确定依据、所表示的药物作用、临床意义。

第二节 五 味

五味的含义、确定依据、所表示的药物作用、临床意义。

第三节 升降浮沉

升降浮沉的含义、确定依据、所表示药物的作用，影响升降浮沉的因素，以及对指导临床用药的意义。

第四节 归 经

归经的含义、确定依据，归经理论对临床用药的指导意义。

第五节 毒 性

毒性的含义，对中药毒性的正确认识，中药中毒的主要原因，应用有毒中药的注意事项。

第五章 中药的配伍

【目的要求】

了解配伍的含义，掌握中药七情的含义以及对指导临床用药的意义。

【教学内容】

配伍的含义，中药七情的含义以及对指导临床用药的意义。

第六章 中药的用药禁忌

【目的要求】

了解配伍禁忌、证候用药禁忌、妊娠用药禁忌及服药饮食禁忌的含义；掌握配伍禁忌、妊娠用药禁忌的内容。

【教学内容】

1. 配伍禁忌
（1）"十八反"。
（2）"十九畏"。
2. 证候用药禁忌。
3. 妊娠用药禁忌。
4. 服药饮食禁忌。

第七章 中药的剂量与用法

【目的要求】

了解中药剂量的含义，汤剂的一般煎煮方法，服药方法；掌握确定中药用量的主要依据，特殊煎法。

【教学内容】

第一节　中药的剂量

1. 剂量的含义。

2. 确定剂量的依据。

第二节　中药的用法

1. 汤剂的煎煮方法。

2. 服药方法。

各　论

第八章　解表药

【目的要求】

1. 掌握解表药的含义、性能特点、功效、适用范围、配伍方法、使用注意、分类以及各类药物的性能特点。

2. 掌握麻黄、桂枝、紫苏叶（附：紫苏梗）、香薷、荆芥、防风、羌活、白芷、细辛的分类、药性特点、功效、主治、配伍（指基本配伍规律和特殊意义者，下同）、用量用法及使用注意；了解生姜（附：生姜皮、生姜汁）、藁本、苍耳子（附：苍耳草）、辛夷的分类、功效、主治、特殊用法用量及使用注意。

3. 掌握薄荷、牛蒡子、桑叶、菊花、柴胡、葛根（附：葛花）的分类、药性特点、功效、主治、配伍、用量用法及使用注意；了解蝉蜕、蔓荆子、升麻、淡豆豉的分类、功效、主治、特殊用法用量及使用注意。

【教学内容】

概述：解表药的含义、性能特点、功效、适用范围、配伍方法、使用注意。

第一节　发散风寒药

1. 概述：发散风寒药的含义、性能特点、功效、适用范围、配伍原则、使用注意。

2. 具体药物：麻黄、桂枝、紫苏叶（附：紫苏梗）、生姜（附：生姜皮、生姜汁）、香薷、荆芥、防风、羌活、白芷、细辛、藁本、苍耳子（附：苍耳草）、辛夷。

第二节　发散风热药

1. 概述：发散风热药的含义、性能特点、功效、适用范围、配伍原则、使用注意。

2. 具体药物：薄荷、牛蒡子、蝉蜕、桑叶、菊花、蔓荆子、柴胡、葛根（附：葛花）、升麻、淡豆豉。

第九章　清热药

【目的要求】

1. 掌握清热药的含义、性能特点、功效、适用范围、配伍方法、使用注意、分类以及各类药物的性能特点；了解寒凉伤阳、苦寒败胃、苦燥伤津、甘寒助湿等药物副作用的含义。

2. 掌握石膏、知母、栀子、芦根、天花粉、夏枯草的分类、药性特点、功效、主治、配伍、用量用法及使用注意；了解竹叶、淡竹叶、决明子的分类、功效、主治、特殊用法用量及使用注意。

3. 掌握黄芩、黄连、黄柏、龙胆的分类、药性特点、功效、主治、配伍、用量用法及使用注意；了解苦参、白鲜皮、秦皮的分类、功效、主治、特殊用法用量及使用注意。

4. 掌握金银花（附：忍冬藤）、连翘、板蓝根、青黛、蒲公英、鱼腥草、射干、白头翁的分类、药性特点、功效、主治、配伍、用量用法及使用注意；了解大青叶、贯众、野菊花、重楼、白花蛇舌草、山豆根（附：北豆根）、穿心莲、土茯苓、马齿苋、大血藤、败酱草（附：墓头回）的分类、功效、主治、特殊用法用量及使用注意。

5. 掌握生地黄、玄参、牡丹皮、赤芍的分类、药性特点、功效、主治、配伍、用量用法及使用注意；了解紫草、水牛角（附：水牛角浓缩粉）的分类、功效、主治、特殊用法用量及使用注意。

6. 掌握青蒿、地骨皮的分类、药性特点、功效、主治、配伍、用量用法及使用注意；了解白薇、银柴胡、胡黄连的分类、功效、主治、特殊用法用量及使用注意。

【教学内容】

概述：清热药的含义、性能特点、功效、适用范围、配伍方法、使用注意。

第一节　清热泻火药

1. 概述：清热泻火药的含义、功效、适用范围、配伍原则、使用注意。

2. 具体药物：石膏、知母、天花粉、芦根、竹叶、淡竹叶、栀子、夏枯草、决明子。

第二节　清热燥湿药

1. 概述：清热燥湿药的含义、性能特点、功效、适用范围、配伍原则、使用注意。

2. 具体药物：黄芩、黄连、黄柏、龙胆、苦参、白鲜皮、秦皮。

第三节　清热解毒药

1. 概述：清热解毒药的含义、性能特点、功效、适用范围、配伍原则、使用注意。

2. 具体药物：金银花（附：忍冬藤）、连翘、穿心莲、大青叶、青黛、板蓝根、蒲公英、贯众、野菊花、重楼、土茯苓、鱼腥草、大血藤、败酱草（附：墓头回）、射干、山豆根（附：北豆根）、白头翁、马齿苋、白花蛇舌草。

第四节　清热凉血药

1. 概述：清热凉血药的含义、性能特点、功效、适用范围、配伍原则、使用注意。

2. 具体药物：生地黄、玄参、牡丹皮、赤芍、紫草、水牛角（附：水牛角浓缩粉）。

第五节　清虚热药

1. 概述：清虚热药的含义、性能特点、功效、适用范围、配伍原则、使用注意。

2. 具体药物：青蒿、地骨皮、白薇、银柴胡、胡黄连。

第十章　泻下药

【目的要求】

1. 掌握泻下药的含义、性能特点、功效、适用范围、配伍方法、使用注意、分类以及各类药物的性能特点。

2. 掌握大黄、芒硝的分类、药性特点、功效、主治、配伍、用量用法及使用注意；了解番泻叶、芦荟的分类、功效、主治、特殊用法用量及使用注意。

3. 掌握火麻仁的分类、药性特点、功效、主治、配伍、用量用法及使用注意；了解郁李仁的功效、使用注意。

4. 掌握甘遂、巴豆霜（附：巴豆）的分类、药性特点、功效、主治、配伍、用量用法及使用注意；了解京大戟（附：红大戟）、芫花、牵牛子的分类、功效、主治、用量用法及使用注意。

【教学内容】

概述：泻下药的含义、性能特点、功效、适用范围、配伍方法、使用注意。

第一节　攻下药

1. 概述：攻下药的含义、性能特点、功效、适用范围、配伍原则、使用注意。

2. 具体药物：大黄、芒硝、番泻叶、芦荟。

第二节　润下药

1. 概述：润下药的含义、性能特点、功

效、适用范围、配伍原则、使用注意。

2. 具体药物：火麻仁、郁李仁。

第三节　峻下逐水药

1. 概述：峻下逐水药的含义、性能特点、功效、适用范围、配伍原则、使用注意。

2. 具体药物：甘遂、京大戟（附：红大戟）、芫花、牵牛子、巴豆霜（附：巴豆）。

第十一章　祛风湿药

【目的要求】

1. 掌握祛风湿药的含义、性能特点、功效、适用范围、配伍方法、使用注意、分类以及各类药物的性能特点。

2. 掌握独活、威灵仙、蕲蛇、木瓜的分类、药性特点、功效、主治、配伍、用量用法及使用注意；了解川乌（附：草乌）、乌梢蛇的分类、功效、主治、特殊用法用量及使用注意。

3. 掌握秦艽、防己的分类、药性特点、功效、主治、配伍、用量用法及使用注意；了解络石藤、豨莶草的分类、功效、主治、特殊用法用量及使用注意。

4. 掌握桑寄生、五加皮的分类、药性特点、功效、主治、配伍、用量用法及使用注意；了解狗脊的分类、功效、主治、特殊用法用量及使用注意。

【教学内容】

概述：祛风湿药的含义、性能特点、功效、适用范围、配伍方法、使用注意。

第一节　祛风寒湿药

1. 概述：祛风寒湿药的含义、性能特点、功效、适用范围、配伍原则、使用注意。

2. 具体药物：独活、威灵仙、川乌（附：草乌）、蕲蛇、乌梢蛇、木瓜。

第二节　祛风湿热药

1. 概述：祛风湿热药的含义、性能特点、功效、适用范围、配伍原则、使用注意。

2. 具体药物：秦艽、防己、络石藤、豨莶草。

第三节　祛风湿强筋骨药

1. 概述：祛风湿强筋骨药的含义、性能特点、功效、适用范围、配伍原则、使用注意。

2. 具体药物：桑寄生、五加皮、狗脊。

第十二章　化湿药

【目的要求】

1. 掌握化湿药的含义、性能特点、功效、适用范围、配伍方法、使用注意。

2. 掌握藿香、苍术、厚朴（附：厚朴花）、砂仁（附：砂仁壳）、豆蔻（附：豆蔻壳）的分类、药性特点、功效、主治、配伍、用量用法及使用注意；了解佩兰、草果的分类、功效、主治、特殊用法用量及使用注意。

【教学内容】

1. 概述：化湿药的含义、性能特点、功效、适用范围、配伍方法、使用注意。

2. 具体药物：藿香、佩兰、苍术、厚朴（附：厚朴花）、砂仁（附：砂仁壳）、豆蔻（附：豆蔻壳）、草果。

第十三章　利水渗湿药

【目的要求】

1. 掌握利水渗湿药的含义、性能特点、功效、适用范围、配伍方法、使用注意、分类以及各类药物的性能特点。

2. 掌握茯苓（附：茯苓皮、茯神）、薏苡仁、泽泻的分类、药性特点、功效、主治、配伍、用量用法及使用注意；了解猪苓、赤小豆的分类、功效、主治、特殊用法用量及使用注意。

3. 掌握车前子（附：车前草）、滑石、木通、草薢的分类、药性特点、功效、主治、配伍、用量用法及使用注意；了解瞿麦、石韦、海金沙（附：海金沙藤）、地肤子的分类、功效、主治、特殊用法用量及使用注意。

4. 掌握茵陈、金钱草的分类、药性特点、功效、主治、配伍、用量用法及使用注意；了解虎杖的分类、功效、主治、特殊用法用量及使用注意。

【教学内容】

概述：利水渗湿药的含义、性能特点、功效、适用范围、配伍方法、使用注意。

第一节 利水消肿药

1. 概述：利水消肿药的含义、性能特点、功效、适用范围、配伍原则、使用注意。

2. 具体药物：茯苓（附：茯苓皮、茯神）、薏苡仁、猪苓、泽泻、赤小豆。

第二节 利尿通淋药

1. 概述：利尿通淋药的含义、性能特点、功效、适用范围、配伍原则、使用注意。

2. 具体药物：车前子（附：车前草）、木通、滑石、瞿麦、石韦、海金沙（附：海金沙藤）、地肤子、草薢。

第三节 利湿退黄药

1. 概述：利湿退黄药的含义、性能特点、功效、适用范围、配伍原则、使用注意。

2. 具体药物：茵陈、金钱草、虎杖。

第十四章 温里药

【目的要求】

1. 掌握温里药的含义、性能特点、功效、适用范围、配伍方法、使用注意。

2. 掌握附子、干姜、肉桂、吴茱萸的分类、药性特点、功效、主治、配伍、用量用法及使用注意；了解小茴香（附：八角茴香）、丁香（附：母丁香）、高良姜、花椒（附：椒目）的功效和主要应用、特殊用法及使用注意。

【教学内容】

1. 概述：温里药的含义、性能特点、功效、适用范围、配伍方法、使用注意。

2. 具体药物：附子、干姜、肉桂、吴茱萸、小茴香（附：八角茴香）、丁香（附：母丁香）、高良姜、花椒（附：椒目）。

第十五章 理气药

【目的要求】

1. 掌握理气药的含义、性能特点、功效、适用范围、配伍方法、使用注意。

2. 掌握陈皮（附：橘红、橘核、橘络、橘叶、化橘红）、枳实（附：枳壳）、木香、川楝子、香附、薤白的分类、药性特点、功效、主治、配伍、用量用法及使用注意；了解青皮、沉香、檀香、乌药、荔枝核、佛手、玫瑰花、柿蒂、刀豆的分类、功效、主治、特殊用法用量及使用注意。

【教学内容】

1. 概述：理气药的含义、性能特点、功效、适用范围、配伍方法、使用注意。

2. 具体药物：陈皮（附：橘红、橘核、橘络、橘叶、化橘红）、青皮、枳实（附：枳壳）、木香、沉香、檀香、川楝子、乌药、荔枝核、香附、佛手、玫瑰花、薤白、柿蒂、刀豆。

第十六章 消食药

【目的要求】

1. 掌握消食药的含义、性能特点、功

效、适用范围及配伍方法。

2. 掌握山楂、麦芽、莱菔子、鸡内金的分类、药性特点、功效、主治、配伍、用量用法及使用注意；了解神曲、稻芽（附：谷芽）的分类、功效、主治、某些特殊用法及使用注意。

【教学内容】

1. 概述：消食药的含义、性能特点、功效、适用范围、配伍方法、使用注意。

2. 具体药物：山楂、神曲、麦芽、稻芽（附：谷芽）、莱菔子、鸡内金。

第十七章　驱虫药

【目的要求】

1. 掌握驱虫药的含义、性能特点，各种驱虫药的不同作用（如苦楝皮驱蛔虫、槟榔驱绦虫等）及配伍方法和使用注意。

2. 掌握使君子、苦楝皮、槟榔的分类、药性特点、功效、主治、配伍、用量用法及使用注意；了解鹤草芽的分类、功效、主治、特殊用法用量及使用注意。

【教学内容】

1. 概述：驱虫药的含义、性能特点、功效、适用范围、配伍方法、使用注意。

2. 具体药物：使君子、苦楝皮、槟榔、鹤草芽。

第十八章　止血药

【目的要求】

1. 掌握止血药的含义、性能特点、功效、适用范围、配伍方法及使用注意、分类以及各类药物的性能特点。

2. 掌握小蓟、地榆、槐花（附：槐角）、白茅根的分类、药性特点、功效、主治、配伍、用量用法及使用注意；了解大蓟、侧柏叶、苎麻根的分类、功效、主治、特殊用法用量及使用注意。

3. 掌握三七、茜草、蒲黄的分类、药性特点、功效、主治、配伍、用量用法及使用注意。

4. 掌握白及、仙鹤草的分类、药性特点、功效、主治、配伍、用量用法及使用注意；了解棕榈炭的分类、功效、主治、特殊用法用量及使用注意。

5. 掌握艾叶的分类、药性特点、功效、主治、配伍、用量用法及使用注意；了解炮姜的分类、功效、主治、特殊用法用量及使用注意。

【教学内容】

概述：止血药的含义、性能特点、功效、适用范围、配伍方法、使用注意。

第一节　凉血止血药

1. 概述：凉血止血药的含义、性能特点、功效、适用范围、配伍方法、使用注意。

2. 具体药物：小蓟、大蓟、地榆、槐花（附：槐角）、白茅根、侧柏叶、苎麻根。

第二节　化瘀止血药

1. 概述：化瘀止血药的含义、性能特点、功效、适用范围、配伍方法、使用注意。

2. 具体药物：三七、茜草、蒲黄。

第三节　收敛止血药

1. 概述：收敛止血药的含义、性能特点、功效、适用范围、配伍方法、使用注意。

2. 具体药物：白及、仙鹤草、棕榈炭。

第四节　温经止血药

1. 概述：温经止血药的含义、性能特点、功效、适用范围、配伍方法、使用注意。

2. 具体药物：艾叶、炮姜。

第十九章　活血化瘀药

【目的要求】

1. 掌握活血化瘀药的含义、性能特点、功效、适用范围、配伍方法、使用注意、分类以及各类药物的性能特点。

2. 掌握川芎、郁金、姜黄、延胡索的分类、药性特点、功效、主治、配伍、用量用法及使用注意；了解乳香、没药的分类、功效、主治、特殊用法用量及使用注意；了解郁金、姜黄、莪术的来源。

3. 掌握丹参、红花（附：番红花）、桃仁、益母草、牛膝（附：川牛膝）的分类、药性特点、功效、主治、配伍、用量用法及使用注意；了解鸡血藤的分类、功效、主治、特殊用法用量及使用注意；了解牛膝的品种。

4. 了解土鳖虫、马钱子、自然铜、苏木、骨碎补、血竭的分类、功效、主治、特殊用法用量及使用注意。

5. 掌握莪术、三棱的分类、药性特点、功效、主治、配伍、用量用法及使用注意；了解水蛭的分类、功效、主治、特殊用法用量及使用注意。

【教学内容】

概述：活血化瘀药的含义、性能特点、功效、适用范围、配伍方法、使用注意。

第一节　活血止痛药

1. 概述：活血止痛药的含义、性能特点、功效、适用范围、配伍方法、使用注意。

2. 具体药物：川芎、郁金、延胡索、姜黄、乳香、没药。

第二节　活血调经药

1. 概述：活血调经药的含义、性能特点、功效、适用范围、配伍方法、使用注意。

2. 具体药物：丹参、红花（附：番红花）、桃仁、益母草、牛膝（附：川牛膝）、鸡血藤。

第三节　活血疗伤药

1. 概述：活血疗伤药的含义、性能特点、功效、适用范围、配伍方法、使用注意。

2. 具体药物：土鳖虫、马钱子、自然铜、苏木、骨碎补、血竭。

第四节　破血消□药

1. 概述：破血消癥药的含义、性能特点、功效、适用范围、配伍方法、使用注意。

2. 具体药物：莪术、三棱、水蛭。

第二十章　化痰止咳平喘药

【目的要求】

1. 掌握化痰止咳平喘药的含义、性能特点、功效、适用范围、配伍方法、使用注意、分类以及各类药物的性能特点。

2. 掌握半夏、天南星（胆南星）、白芥子、旋覆花的分类、药性特点、功效、主治、配伍、用量用法及使用注意；了解禹白附、皂荚（附：皂角刺）、白前的分类、功效、主治、特殊用法用量及使用注意。

3. 掌握川贝母、浙贝母、瓜蒌、竹茹、桔梗的分类、药性特点、功效、主治、配伍、用量用法及使用注意；了解前胡、竹沥、海藻、昆布、海蛤壳的分类、功效、主治、特殊用法用量及使用注意。

4. 掌握苦杏仁（附：甜杏仁）、紫苏子、百部、桑白皮、葶苈子的分类、药性特点、功效、主治、配伍、用量用法及使用注意；了解紫菀、款冬花、马兜铃、枇杷叶、白果（附：银杏叶）、胖大海、罗汉果的功效、某些特殊用法及使用注意。

【教学内容】

概述：化痰止咳平喘药的含义、性能特点、功效、适用范围、配伍方法、使用注意。

第一节　温化寒痰药

1. 概述：温化寒痰药的含义、性能特点、功效、适用范围、配伍方法、使用注意。

2. 具体药物：半夏、天南星（胆南星）、禹白附、白芥子、皂荚（附：皂荚刺）、旋覆花、白前。

第二节　清化热痰药

1. 概述：清化热痰药的含义、性能特点、功效、适用范围、配伍方法、使用注意。

2. 具体药物：川贝母、浙贝母、瓜蒌、竹茹、竹沥、前胡、桔梗、海藻、昆布、海蛤壳。

第三节　止咳平喘药

1. 概述：止咳平喘药的含义、性能特点、功效、适用范围、配伍方法、使用注意。

2. 具体药物：苦杏仁（附：甜杏仁）、紫苏子、百部、紫菀、款冬花、马兜铃、枇杷叶、桑白皮、葶苈子、白果（附：银杏叶）、胖大海、罗汉果。

第二十一章　安神药

【目的要求】

1. 掌握安神药的含义、性能特点、功效、适用范围、配伍方法、使用注意、分类以及各类药物的性能特点。

2. 掌握朱砂、磁石、龙骨（附：龙齿）的分类、药性特点、功效、主治、配伍、用量用法及使用注意。

3. 掌握酸枣仁、远志的分类、药性特点、功效、主治、配伍、用量用法及使用注意；了解柏子仁、首乌藤、合欢皮（附：合欢花）的分类、功效、主治、特殊用法用量及使用注意。

【教学内容】

概述：安神药的含义、性能特点、功效、适用范围、配伍方法、使用注意。

第一节　重镇安神药

1. 概述：重镇安神药的含义、性能特点、功效、适用范围、配伍方法、使用注意。

2. 具体药物：朱砂、磁石、龙骨（附：龙齿）。

第二节　养心安神药

1. 概述：养心安神药的含义、性能特点、功效、适用范围、配伍方法、使用注意。

2. 具体药物：酸枣仁、柏子仁、首乌藤、合欢皮（附：合欢花）、远志。

第二十二章　平肝息风药

【目的要求】

1. 掌握平肝息风药的含义、性能特点、功效、适用范围及配伍方法、使用注意、分类以及各类药物的性能特点。

2. 掌握石决明、牡蛎、代赭石的分类、药性特点、功效、主治、配伍、用量用法及使用注意；了解珍珠母、刺蒺藜的功效、某些特殊用法及使用注意。

3. 掌握羚羊角、牛黄、钩藤、天麻、地龙的分类、药性特点、功效、主治、配伍、用量用法及使用注意；了解全蝎、蜈蚣、僵蚕（附：僵蛹）的功效、某些特殊用法用量及使用注意。

【教学内容】

概述：平肝息风药的含义、性能特点、功效、适用范围、配伍方法、使用注意。

第一节 平抑肝阳药

1. 概述：平抑肝阳药的含义、性能特点、功效、适用范围、配伍方法、使用注意。

2. 具体药物：石决明、牡蛎、代赭石、珍珠母、刺蒺藜。

第二节 息风止痉药

1. 概述：息风止痉药的含义、性能特点、功效、适用范围、配伍方法、使用注意。

2. 具体药物：羚羊角、牛黄、钩藤、天麻、地龙、全蝎、蜈蚣、僵蚕（附：僵蛹）。

第二十三章 开窍药

【目的要求】

1. 掌握开窍药的含义、性能特点、功效、适用范围及配伍方法、使用注意。

2. 掌握麝香、冰片、石菖蒲的分类、药性特点、功效、主治、配伍、用量用法及使用注意；了解苏合香的分类、功效、主治、特殊用法用量及使用注意。

【教学内容】

1. 概述：开窍药的含义、性能特点、功效、适用范围、配伍方法、使用注意。

2. 具体药物：麝香、冰片、苏合香、石菖蒲。

第二十四章 补虚药

【目的要求】

1. 掌握补虚药的含义、性能特点、功效、适用范围、配伍方法、使用注意、分类以及各类药物的性能特点；了解误补留邪、滋腻呆胃等药物副作用的含义。

2. 掌握人参（附：药红参）、西洋参、党参、黄芪、白术、山药、甘草的分类、药性特点、功效、主治、配伍、用量用法及使用注意；了解太子参、扁豆（附：扁豆花）、大枣、饴糖、蜂蜜的分类、功效、主治、特殊用法用量及使用注意。

3. 掌握鹿茸（附：鹿角胶、鹿角霜）、淫羊藿、巴戟天、杜仲、续断、肉苁蓉、补骨脂、菟丝子的分类、药性特点、功效、主治、配伍、用量用法及使用注意；了解益智、沙苑子、蛤蚧、冬虫夏草的分类、功效、主治、特殊用法用量及使用注意。

4. 掌握当归、熟地黄、何首乌、白芍、阿胶的分类、药性特点、功效、主治、配伍、用量用法及使用注意；了解龙眼肉的分类、功效、主治、特殊用法用量及使用注意。

5. 掌握北沙参、百合、麦冬、玉竹、枸杞子、龟甲、鳖甲的分类、药性特点、功效、主治、配伍、用量用法及使用注意；了解南沙参、天冬、石斛、黄精、桑椹、墨旱莲、女贞子的分类、功效、主治、特殊用法用量及使用注意。

【教学内容】

概述：补虚药的含义、性能特点、功效、适用范围、配伍方法、使用注意。

第一节 补气药

1. 概述：补气药的含义、性能特点、功效、适用范围、配伍方法、使用注意。

2. 具体药物：人参、党参、西洋参、太子参、黄芪、白术、山药、白扁豆（附：扁豆花）、甘草、大枣、饴糖、蜂蜜。

第二节 补阳药

1. 概述：补阳药的含义、性能特点、功效、适用范围、配伍方法、使用注意。

2. 具体药物：鹿茸（附：鹿角胶、鹿角霜）、淫羊藿、巴戟天、杜仲、续断、肉苁蓉、补骨脂、益智、菟丝子、沙苑子、蛤蚧、冬虫夏草。

第三节　补血药

1. 概述：补血药的含义、性能特点、功效、适用范围、配伍方法、使用注意。

2. 具体药物：当归、熟地黄、何首乌、白芍、阿胶、龙眼肉。

第四节　补阴药

1. 概述：补阴药的含义、性能特点、功效、适用范围、配伍方法、使用注意。

2. 具体药物：北沙参、南沙参、百合、麦冬、天冬、石斛、玉竹、黄精、枸杞子、桑椹、墨旱莲、女贞子、龟甲、鳖甲。

第二十五章　收涩药

【目的要求】

1. 掌握收涩药的含义、性能特点、功效、适用范围、配伍方法、使用注意、分类以及各类药物的性能特点。

2. 了解麻黄根、浮小麦（附：小麦）的分类、功效、主治、特殊用法用量及使用注意。

3. 掌握五味子、乌梅、肉豆蔻的分类、药性特点、功效、主治、配伍、用量用法及使用注意；了解五倍子、诃子、赤石脂的分类、功效、主治、特殊用法用量及使用注意。

4. 掌握山茱萸、桑螵蛸、莲子（附：莲须、莲房、莲心、荷叶）的分类、药性特点、功效、主治、配伍、用量用法及使用注意；了解覆盆子、金樱子、海螵蛸、芡实的分类、功效、主治、特殊用法用量及使用注意。

【教学内容】

概述：收涩药的含义、性能特点、功效、适用范围、配伍方法、使用注意。

第一节　固表止汗药

1. 概述：固表止汗药的含义、性能特点、功效、适用范围、配伍方法、使用注意。

2. 具体药物：麻黄根、浮小麦（附：小麦）。

第二节　敛肺涩肠药

1. 概述：敛肺涩肠药的含义、性能特点、功效、适用范围、配伍方法、使用注意。

2. 具体药物：五味子、乌梅、五倍子、诃子、肉豆蔻、赤石脂。

第三节　固精缩尿止带药

1. 概述：固精缩尿止带药的含义、性能特点、功效、适用范围、配伍方法、使用注意。

2. 具体药物：山茱萸、覆盆子、桑螵蛸、金樱子、海螵蛸、莲子（附：莲须、莲房、莲心、荷叶）、芡实。

第二十六章　涌吐药

【目的要求】

1. 掌握涌吐药的含义、功效、适用范围、使用注意。

2. 了解常山、瓜蒂的分类、功效、主治、特殊用法用量及使用注意。

【教学内容】

1. 概述：涌吐药的含义、功效、适用范围、使用注意。

2. 具体药物：常山、瓜蒂。

附录：

教学参考学时

教学内容	参考学时	
	课堂教学时数	自学时数
总　论（第一章至第七章）	15	2
第八章　解表药	10	2
第九章　清热药	14	2
第十章　泻下药	3	1
第十一章　祛风湿药	3	2
第十二章　化湿药	2	1
第十三章　利水渗湿药	4	1
第十四章　温里药	4	1
第十五章　理气药	4	1
第十六章　消食药	1	1
第十七章　驱虫药	1	0
第十八章　止血药	4	1
第十九章　活血化瘀药	6	1
第二十章　化痰止咳平喘药	8	2
第二十一章　安神药	2	1
第二十二章　平肝息风药	6	2
第二十三章　开窍药	2	0
第二十四章　补虚药	15	2
第二十五章　收涩药	3	1
第二十六章　涌吐药	1	0
中药饮片辨识	18	0
合　计	126	24
	150	

《方剂学》教学大纲

前　言

"方剂学"是研究方剂组方原理、配伍规律及其临床运用的一门学科，是中医学基础课程之一，也是沟通基础与临床的桥梁课程。方剂学课程要求学生掌握 77 首方剂的组成、功用、用法、主治、主要配伍意义及临证常用加减变化等相关内容，了解 44 首方剂的主治、功用、组成等内容。方剂学课程以课堂讲授为主，辅以讨论式教学、PBL 教学（也称问题式学习）、病例教学等方式。

教学时数为 120 学时。

教学要求和教学内容

上篇　总　论

1. 掌握方剂与治法的关系。
2. 掌握方剂组方原则及其变化。
3. 了解常用治法（八法）的基本含义。

下篇　各　论

第一章　解表剂

1. 了解：解表剂的概念、适用范围、分类及使用注意事项。

2. 掌握：麻黄汤、桂枝汤、小青龙汤、银翘散、麻黄杏仁甘草石膏汤、败毒散。

3. 了解：九味羌活汤、桑菊饮。

第二章　泻下剂

1. 了解：泻下剂的概念、适用范围、分类及使用注意事项。

2. 掌握：大承气汤（小承气汤、调胃承气汤）、温脾汤、麻子仁丸。

3. 了解：济川煎、十枣汤。

第三章　和解剂

1. 了解：和解剂的概念、适用范围、分类及使用注意事项。

2. 掌握：小柴胡汤、大柴胡汤、逍遥散、半夏泻心汤。

3. 了解：蒿芩清胆汤、四逆散、痛泻要方。

第四章　清热剂

1. 了解：清热剂的概念、适用范围、分类及使用注意事项。

2. 掌握：白虎汤、清营汤、黄连解毒汤、凉膈散、普济消毒饮、导赤散、龙胆泻肝汤、清胃散、芍药汤、青蒿鳖甲汤、仙方活命饮、六一散（碧玉散、鸡苏散）。

3. 了解：犀角地黄汤、清瘟败毒饮、左

金丸、玉女煎、白头翁汤。

第五章　温里剂

1. 了解：温里剂的概念、适用范围、分类及使用注意事项。

2. 掌握：理中丸、小建中汤、四逆汤、当归四逆汤、阳和汤。

3. 了解：吴茱萸汤。

第六章　补益剂

1. 了解：补益剂的概念、适用范围、分类及使用注意事项。

2. 掌握：四君子汤、参苓白术散、补中益气汤、生脉散、玉屏风散、四物汤、归脾汤、六味地黄丸、一贯煎、百合固金汤、肾气丸、炙甘草汤。

3. 了解：当归补血汤、大补阴丸、左归丸、右归丸、地黄饮子。

第七章　固涩剂

1. 了解：固涩剂的概念、适用范围、分类及使用注意事项。

2. 掌握：四神丸、完带汤、乌梅丸。

3. 了解：牡蛎散、金锁固精丸。

第八章　安神剂

1. 了解：安神剂的概念、适用范围、分类及使用注意事项。

2. 掌握：天王补心丹、酸枣仁汤。

3. 了解：朱砂安神丸、柏子养心丸。

第九章　开窍剂

1. 了解：开窍剂的概念、适用范围、分类及使用注意事项。

2. 掌握：安宫牛黄丸（紫雪、至宝丹）。

3. 了解：苏合香丸。

第十章　理气剂

1. 了解：理气剂的概念、适用范围、分类及使用注意事项。

2. 掌握：越鞠丸、半夏厚朴汤、苏子降气汤、定喘汤、旋覆代赭汤。

3. 了解：柴胡疏肝散、瓜蒌薤白白酒汤、天台乌药散。

第十一章　理血剂

1. 了解：理血剂的概念、适用范围、分类及使用注意事项。

2. 掌握：桃核承气汤、血府逐瘀汤（通窍活血汤、膈下逐瘀汤、少腹逐瘀汤、身痛逐瘀汤）、补阳还五汤、复元活血汤、小蓟饮子。

3. 了解：温经汤、十灰散、咳血方、桂枝茯苓丸。

第十二章　治风剂

1. 了解：治风剂的概念、适用范围、分类及使用注意事项。

2. 掌握：川芎茶调散、消风散、镇肝熄风汤。

3. 了解：羚角钩藤汤、天麻钩藤饮。

第十三章　治燥剂

1. 了解：治燥剂的概念、适用范围、分类及使用注意事项。

2. 掌握：清燥救肺汤、麦门冬汤。

3. 了解：杏苏散。

第十四章　祛湿剂

1. 了解：祛湿剂的概念、适用范围、分

类及使用注意事项。

2. 掌握：平胃散、藿香正气散、茵陈蒿汤、三仁汤、八正散、五苓散、真武汤、独活寄生汤。

3. 了解：甘露消毒丹、连朴饮、猪苓汤、防己黄芪汤、苓桂术甘汤、实脾散、萆薢分清散。

第十五章　祛痰剂

1. 了解：祛痰剂的概念、适用范围、分类及使用注意事项。

2. 掌握：二陈汤、温胆汤、半夏白术天麻汤、止嗽散。

3. 了解：清气化痰丸、小陷胸汤。

第十六章　消食剂

1. 了解：消食剂的概念、适用范围、分类及使用注意事项。

2. 掌握：保和丸、健脾丸。

3. 了解：枳实导滞丸。

附录：

教学参考学时

教学内容	参考学时
总　论（包括绪言）	6
各　论	114
第一章　解表剂	10
第二章　泻下剂	8
第三章　和解剂	6
第四章　清热剂	15
第五章　温里剂	6
第六章　补益剂	16
第七章　固涩剂	6
第八章　安神剂	3
第九章　开窍剂	2
第十章　理气剂	6
第十一章　理血剂	8
第十二章　治风剂	6
第十三章　治燥剂	3
第十四章　祛湿剂	12
第十五章　祛痰剂	4
第十六章　消食剂	3
合　计	120

《中医内科学》教学大纲

前 言

"中医内科学"是中医学专业核心课程，是中医临床学科的一门主要课程，是临床各科的基础。通过对该课程的学习，要求学生在中医学前期基础课程基础上，掌握诊治中医内科疾病的基本理论、基本知识和基本技能。本课程分为总论、各论，主要内容为中医内科常见病的病因病机和辨证论治。通过教学，使学生能系统掌握中医内科临床常见病、多发病的病因病机、辨证论治、处方用药等基本内容，了解部分疑难危重病证的治疗法则。

中医内科学是一门必须学好的临床主干课程，通过本课程的学习，能够为中医临床各科奠定基础。

本课程以课堂讲授为主，可根据实际情况，采用课外辅导、集中答疑、电化教学、课间见习、病历讨论、自学等多种方法，以提高教学效果，培养学生临床诊治疾病中医思维能力。

本课程参考学时为 210 学时。

教学要求和教学内容

总 论

【目的要求】

1. 掌握中医内科学的定义、性质及范围。

2. 了解中医内科学术理论的起源、发展。

3. 了解中医内科疾病的分类及其特点。

4. 掌握中医内科疾病的辨证方法。

5. 掌握中医内科疾病的治疗法则。

6. 了解中医内科学的学习要求和方法。

【教学内容】

1. 中医内科学的定义，中医内科学的性质、任务和地位。

2. 中医内科学术理论的起源与发展。

3. 中医内科疾病的分类及其特点。

4. 中医内科疾病的辨证方法：脏腑辨证、气血津液辨证、风寒暑湿燥火辨证以及六经、卫气营血、三焦辨证。

5. 中医内科疾病的治疗原则：平调阴阳、整体论治，权衡缓急、治病求本，动态观察、动中施治，医护结合、重视预防等。

6. 中医内科疾病的治疗方法：汗、吐、下、和、温、清、补、消。

各 论

第一章 肺系病证

【目的要求】

1. 掌握肺系病证感冒、咳嗽、哮病、喘证的概念。

2. 掌握感冒、咳嗽、哮病、喘证的病因病机，主要病理变化。

3. 掌握感冒、咳嗽、哮病、喘证的诊断要点。

4. 掌握感冒与时行感冒、哮病与喘证、实喘与虚喘的类证鉴别。

5. 掌握感冒、咳嗽、哮病、喘证的辨治原则以及辨证论治。

6. 了解肺痈、肺痨、肺胀、肺痿、失音、鼻渊、鼻衄、瘾疹、湿疹的概念。

7. 了解肺痈、肺痨、肺胀、肺痿、失音、鼻渊、鼻衄、瘾疹、湿疹的病因病机。

8. 了解肺痈、肺痨、肺胀、肺痿、失音、鼻渊、鼻衄、瘾疹、湿疹的诊断要点。

9. 了解肺痈、肺痨、肺胀、肺痿、失音、鼻渊、鼻衄、瘾疹、湿疹的辨证论治。

【教学内容】

第一节 感 冒

1. 感冒的概念，感冒的历史沿革。

2. 感冒病因以风寒、风热为多见，夏令多属暑湿致病，病机为外邪犯表，肺卫失宣。

3. 诊断要点。感冒与时行感冒、感冒与风温的鉴别。

4. 辨治原则。本病辨证以实证居多，治疗大法为解表达邪。

5. 辨证论治。风寒束表证，辛温解表；风热犯表证，辛凉解表；暑湿伤表证，清暑祛湿解表；风燥伤肺证，清宣燥热解表；气

虚感冒，益气解表；阴虚感冒，滋阴解表。

6. 预防调护。

7. 临证要点。

8. 名医经验。

9. 古籍选录。

10. 文献推介。

第二节 咳 嗽

1. 咳嗽的概念，咳嗽的历史沿革。

2. 病因有外感、内伤之分，外感有风寒、风热、燥热的不同，内伤多为脏腑功能失调所致，以痰湿蕴肺、痰热郁肺、肝火犯肺、肺阴亏虚为多。病机为邪犯于肺，肺失宣肃，肺气上逆。

3. 诊断要点。

4. 辨治原则。外感咳嗽属于邪实，治以祛邪利肺。内伤咳嗽多属邪实正虚，治以祛邪止咳，兼以扶正。

5. 辨证论治。外感咳嗽：风寒袭肺证，疏风散寒、宣肺止咳；风热犯肺证，疏风清热、宣肺止咳；风燥伤肺证，疏风清肺、润燥止咳。内伤咳嗽：痰湿蕴肺证，燥湿化痰、理气止咳；痰热郁肺证，清热化痰、肃肺止咳；肝火犯肺证，清肺泻肝、化痰止咳；肺阴亏耗证，养阴清热、润肺止咳。

6. 预防调护。

7. 临证要点。

8. 名医经验。

9. 古籍选录。

10. 文献推介。

第三节 哮 病

1. 哮病的概念，哮病的历史沿革。

2. 发病的内因痰伏于肺是关键，每因外感、饮食、情志、劳倦而诱发。发作期病机为内伏之痰遇诱因触发，痰阻气道，肺失

宣降。

3. 诊断要点。哮病与喘证、支饮的鉴别。

4. 辨治原则。发时以邪实为主，一般多见寒、热、寒包热、风痰、虚哮五类，而平时属肺脾气虚、肺肾两虚。

5. 辨证论治。哮病发时当治标顾本，平时当治本顾标。邪实为主者，治当攻邪治标，祛痰利气。冷哮，宣肺散寒、化痰平喘；热哮，清热宣肺、化痰定喘；寒包热哮，解表散寒、清化痰热；风痰哮，祛风涤痰、降气平喘；虚哮，补肺纳肾、降气化痰；喘脱危证，补肺纳肾、扶正固脱。平时以正虚为主者应扶正治本，肺脾气虚者，健脾益气；肺肾两虚者，当肺肾双补。

6. 预防调护。

7. 临证要点。

8. 名医经验。

9. 古籍选录。

10. 文献推介。

第四节　喘　证

1. 喘证的概念，喘证的历史沿革。

2. 喘证病因为外感风寒和风热，内伤饮食、情志不调及劳欲久病所致。病机为外邪侵袭，或他脏病气上犯，肺失宣降，肺气胀满，呼吸不利；或使肺气虚衰，气失所主而喘促；肾元不固，摄纳失常则气不归元，阴阳不相接续，亦可气逆于肺而为喘。

3. 病理性质有虚实之分。实喘为痰邪壅肺，宣降不利；虚喘属精气虚衰，肺肾出纳失常，反复发作可致喘脱。

4. 诊断要点。喘证与哮病、实喘与虚喘的鉴别要点。

5. 辨治原则。按虚实论治，实喘治肺，治以祛邪利气，应区别寒、热、痰、气的不同。虚喘治在肺肾，以肾为主，治以培补摄纳。虚实夹杂，下虚上实者，当分清主次，权衡标本，辨证选方用药。

6. 辨证论治。实喘：风寒袭肺证，解表散寒、宣肺平喘；表寒里热证，解表清里、化痰平喘；痰热郁肺证，清热化痰、宣肺平喘；痰浊阻肺证，祛痰降逆、宣肺平喘；肝郁肺痹证，开郁降气平喘。虚喘：肺脾两虚证，健脾益气、补土生金；肾阳虚衰证，温肾纳气；肾阴不足证，滋阴填精、纳气平喘。

7. 预防调护。

8. 临证要点。

9. 名医经验。

10. 古籍选录。

11. 文献推介。

第五节　肺　痈

1. 肺痈的概念，肺痈的历史沿革。

2. 病因为素体阳盛，肺经热壅，外感风热火毒，内外合邪，壅滞于肺，热壅肉腐，化脓成痈而致。

3. 诊断要点。

4. 辨治原则。肺痈属实热证，治疗以清热祛邪为基本原则。

5. 辨证施治。初期，疏散风热、清肺散邪；成痈期，清热解毒、化瘀消痈；溃脓期，排脓解毒；恢复期，益气养阴清肺。

6. 预防调护。

7. 临证要点。

8. 名医经验。

9. 古籍选录。

10. 文献推介。

第六节　肺　痨

1. 肺痨的概念，肺痨的历史沿革。

2. 病因为正气不足，感染痨虫。基本病机为阴虚，以及气阴两虚，甚则阴伤及阳。

3. 诊断要点。

4. 辨治原则为补虚培元和治痨杀虫。

5. 辨证施治。肺阴亏损证，滋阴润肺、清热杀虫；阴虚火旺证，补益肺肾、滋阴降火；气阴耗伤证，养阴润肺、益气健脾；阴阳两虚证，温补脾肾、滋阴养血。

6. 预防调护。

7. 临证要点。

8. 名医经验。

9. 古籍选录。

10. 文献推介。

第七节　肺　胀

1. 肺胀的概念，肺胀的历史沿革。

2. 本病多因久病体虚，复加感受外邪而诱发。病机为久病肺虚，肺不敛降，气还肺间，肺气胀满。

3. 肺胀病理因素早期以痰浊为主，渐而痰瘀并见，终致痰浊、血瘀、水饮交错为患。病理性质由气虚、气阴两虚，发展为阳虚。虚实之间常常夹杂，表现上实下虚之证。重证可见气不摄血、痰迷心窍、肝风内动、喘脱等危候。

4. 诊断要点。

5. 辨治原则。本病辨证总属标实本虚证，但有偏实偏虚的不同。偏实者需分清风寒、风热、痰浊（水饮）、痰热；偏虚者当分清气（阳）虚、阴虚的性质。

6. 辨证论治。外寒里饮证，温肺散寒、化饮降逆；痰浊阻肺证，燥湿化痰、降逆平喘；痰热郁肺证，清肺化痰、降逆平喘；痰蒙神窍证，涤痰、开窍、息风；肺肾气虚证，补肺纳肾、降气平喘；阳虚水泛证，温肾健脾、化饮利水。

7. 预防调护。

8. 临证要点。

9. 名医经验。

10. 古籍选录。

11. 文献推介。

第八节　肺　痿

1. 肺痿的概念，肺痿的历史沿革。

2. 病因为久病伤肺和误治津伤，由于津气亏虚，肺失濡养所致。

3. 病理因素。以虚为本，也有本虚标实。

4. 诊断要点。

5. 辨治原则。总以补肺生津为原则。虚热者以生津清热，虚寒者以温肺益气。

6. 辨证论治。虚热证，滋阴清热、润肺生津；虚寒证，健脾益气、温中祛寒；上热下寒证，寒热平调、温清并用；肾虚血瘀证，纳气定喘、活血化瘀。

7. 预防调护。

8. 临证要点。

9. 名医经验。

10. 古籍选录。

11. 文献推介。

第九节　失　音

1. 失音的概念，失音的历史沿革。

2. 病因与感受外邪、诸劳内伤、情志刺激及外伤等相关。

3. 病机总属会厌开合不利。

4. 诊断要点。

5. 辨治原则。分清邪正虚实。

6. 辨证论治。风寒闭郁证，疏风散寒、宣肺开闭；风热上壅证，解风清热、宣肺利音；燥邪犯肺证，清燥润肺开音；肝郁气滞，疏肝理气、解郁开音；阳虚寒凝证，温肾散寒、通利肺窍；气虚不足证，益气升阳、佐以开音；肺肾阴虚证，滋肾润燥、益肺开音。

7. 预防调护。

8. 临证要点。

9. 名医经验。

10. 古籍选录。

11. 文献推介。

第十节　鼻　渊

1. 鼻渊的概念，鼻渊的历史沿革。

2. 外因常以风邪为主，内因常因饮食劳倦失常、恚怒失节或外邪传里导致肺、脾、胆、肝肾功能失调，内外合邪，邪聚鼻窍而为病。

3. 基本病机为虚实夹杂，急性期以实为主，慢性期以虚实夹杂多见。

4. 诊断要点。

5. 辨治原则。以分期论治为原则。

6. 辨证论治。急性期：风邪袭肺证，疏风清热、宣通鼻窍；胆腑郁热证，清泻胆热、利湿通窍；脾胃湿热证，清热利湿、化浊通窍。慢性期：肺气虚寒证，温补肺脏、益气通窍；脾气虚弱证，健脾利湿、益气通窍；肝肾阴虚证，滋补肝肾、降火通窍。

7. 预防调护。

8. 临证要点。

9. 名医经验。

10. 古籍选录。

11. 文献推介。

第十一节　鼻　鼽

1. 鼻鼽的概念，鼻鼽的历史沿革。

2. 鼻鼽的发生多与外感邪气、禀赋特异等因素有关，可交互为患，其基本病机为津液停聚，肺窍不利。

3. 基本病机多为本虚标实，以内虚为本，外感为标。

4. 诊断要点。

5. 辨治原则。急则治标，缓则治本。

6. 辨证论治。寒邪犯肺证，辛温解表、宣通鼻窍；气虚外感证，温肺散寒、益气固表；脾虚气弱证，益气健脾、升阳通窍；肾阳虚弱证，温补肾阳、化气行水。

7. 预防调护。

8. 临证要点。

9. 名医经验。

10. 古籍选录。

11. 文献推介。

第十二节　瘾　疹

1. 瘾疹的概念，瘾疹的历史沿革。

2. 本病病因复杂，总由禀赋不耐，毒邪侵袭而致。

3. 本病的发病机理为风邪侵袭肌肤，营卫失和所致。

4. 诊断要点。

5. 辨治原则。实证重在祛邪，虚证以祛风和养血为要，二者要同时兼顾。

6. 辨证论治。风寒束表证，祛风散寒、调和营卫；风热犯表证，辛凉解表、疏风清热；胃肠湿热证，疏风解表、通腑泻热；血虚风燥证，养血祛风、润燥止痒。

7. 预防调护。

8. 临证要点。

9. 名医经验。

10. 古籍选录。

11. 文献推介。

第十三节　湿　疹

1. 湿疹的概念，湿疹的历史沿革。

2. 本病常因禀赋不足、饮食失节、情志内伤或病后体虚而致。

3. 本病的发病机理主要为风、湿、热邪阻滞肌肤所致。

4. 诊断要点。

5. 辨治原则。以利湿止痒为基本原则，同时标本兼顾，内外兼治。

6. 辨证论治。湿热蕴肤证，清热利湿、解毒止痒；脾虚湿蕴证，健脾利湿、祛湿止痒；阴虚湿热证，滋阴养血、除湿止痒；血虚风燥证，养血润肤、祛风止痒。

7. 预防调护。

8. 临证要点。

9. 名医经验。

10. 古籍选录。

11. 文献推介。

第二章　心系病证

【目的要求】

1. 掌握心系病证心悸、胸痹、心衰、不寐（多寐）的概念。

2. 掌握心悸、胸痹、心衰、不寐（多寐）的病因病机。

3. 掌握心悸、胸痹、心衰、不寐（多寐）的诊断要点。

4. 掌握心悸、胸痹、心衰、不寐（多寐）的辨证论治。

【教学内容】

第一节　心　悸

1. 心悸的概念，心悸的历史沿革。

2. 病因为体虚劳倦、七情内伤、感受外邪及药食不当等。病机为正气不足，心神失养，或邪滞心脉，心神不宁。

3. 诊断要点。惊悸与怔忡、心悸与奔豚

的区别。

4. 辨治原则。虚证宜补气、养血、滋阴、温阳；实证宜化瘀、行水、活血、清火。虚实兼夹者，分清主次缓急，相应兼顾。

5. 辨证论治。心虚胆怯证，镇惊定志、养心定神；心血不足证，补血养心、益气安神；阴虚火旺证，滋阴清火、养心安神；心阳不振证，温补心阳、安神定悸；水饮凌心证，温阳化饮、宁心安神；心脉瘀阻证，活血化瘀、理气通络；痰火扰心证，清热化痰、宁心安神。

6. 预防调护。

7. 临证要点。辨证结合辨病，采取针对性治疗；心律失常的急危重症及处理。

8. 名医经验。

9. 古籍选录。

10. 文献推介。

第二节　胸　痹

1. 胸痹的概念，胸痹的历史沿革。

2. 病因多由寒邪内侵、饮食不节、情志失调、劳倦内伤、年迈体虚等有关。基本病机为心脉痹阻，病理性质为本虚标实，虚实夹杂。本虚有气虚、阴虚、阳虚，标实为血瘀、气滞、痰浊、寒凝。

3. 诊断要点。胸痹与悬饮、胃脘痛、真心痛等的区别。

4. 辨治原则。应先治其标，后顾其本，先从祛邪入手，然后再予扶正，或兼顾同治。

5. 辨证论治。心血瘀阻证，活血化瘀、通脉止痛；气滞心胸证，疏肝理气、活血通络；痰浊痹阻证，通阳泄浊、豁痰开结；寒凝心脉证，宣痹通阳、散寒止痛；心气不足证，温补心气、振奋胸阳；气阴两虚证，益气养阴、活血通脉；心肾阴虚证，滋阴清火、养心和络；心肾阳虚证，补肾益气、温补心阳。

6. 预防调护。

7. 临证要点。以通为主，通补结合；灵活应用活血化瘀。

8. 名医经验。

9. 古籍选录。

10. 文献推介。

第三节　心　衰

1. 心衰的概念，心衰的历史沿革。

2. 心衰多与外感风寒湿、风湿热、疫毒之邪，或饮食不节、情志失调、劳逸失度、年老久病、禀赋异常等因素有关。气血阴阳虚衰，脏腑功能失调，心失所养，心血不运，导致血瘀、痰浊、水饮痹阻心脉而发生心衰。病理性质总属本虚标实、虚实夹杂，本虚以气虚、阴虚、阳虚为主，标实以瘀血、痰浊、水饮为主。

3. 诊断要点。心悸与哮病、喘证等的区别。

4. 辨治原则。心衰治疗应分清标本缓急，补虚泻实。根据邪正关系，或补或攻或攻补兼施。

5. 辨证论治。气虚血瘀证，益气活血化瘀；气阴两虚血瘀证，益气养阴活血；阳气亏虚血瘀证，益气温阳活血；阴竭阳脱证，益气回阳固脱。

6. 预防调护。

7. 临证要点。区分标本缓急；论治谨守病机。

8. 名医经验。

9. 古籍选录。

10. 文献推介。

第四节　不寐（附：多寐）

1. 不寐的概念，不寐的历史沿革。

2. 病因多由饮食不节、情志失常、劳倦、思虑过度及病后、年迈体虚等因素，导致心神不安，神不守舍而致不寐。不寐的病理性质有虚实之分。病理变化总属阳盛阴衰，阴阳失交，一为阴虚不能纳阳，一为阳盛不得入于阴。

3. 诊断要点。

4. 辨治原则。为补虚泻实，调整脏腑阴阳。

5. 辨证论治。肝火扰心证，疏肝泻热、镇心安神；痰热扰心证，清化痰热、和中安神；心脾两虚证，补益心脾、养血安神；心肾不交证，滋阴降火、交通心肾；心胆气虚证，益气镇惊、安神定志。

6. 预防调护。

7. 临证要点。

8. 名医经验。

9. 古籍选录。

10. 文献推介。

11. 多寐的诊查及辨证论治。

第三章　脑系病证

【目的要求】

1. 掌握脑系病证头痛、眩晕、中风的概念。

2. 掌握头痛、眩晕、中风的病因病机。

3. 掌握头痛、眩晕、中风的诊断要点。

4. 掌握头痛、眩晕、中风的辨证论治。

5. 了解痴呆、痫证、癫狂、颤证的概念。

6. 了解痴呆、痫证、癫狂、颤证的病因病机。

7. 了解痴呆、痫证、癫狂、颤证的诊断要点。

8. 了解痴呆、痫证、癫狂、颤证的辨证论治。

【教学内容】

第一节　头　痛

1. 头痛的概念及头痛的历史沿革。

2. 病因有外感、内伤两个方面。外感以风邪为主，每兼寒、湿、热；内伤因情志失调，饮食劳倦、先天不足及房事不节、体虚久病或外伤所致。病机外感为风寒湿热邪阻窍络。内伤头痛有虚有实，实证为肝阳、痰浊、瘀血壅滞，窍络失和；虚证为阴血精气亏虚，头窍失养。

3. 诊断要点。外感头痛与内伤头痛的鉴别。

4. 辨证要点。首先应根据头痛的久暂、性质和程度，分别外感、内伤和证候的虚实；其次应根据头痛的部位，辨经络所属。

5. 辨治原则。外感头痛治以疏风祛邪为主。内伤头痛，虚证当滋阴养血、益肾填精，实证当平肝、化痰、行瘀，虚实夹杂者兼顾。此外，根据头痛的部位，酌配引经药。

6. 辨证论治。风寒头痛，疏风散寒止痛；风热头痛，疏风清热和络；风湿头痛，祛风胜湿通窍；肝阳头痛，平肝潜阳；血虚头痛，养血滋阴、和络止痛；痰浊头痛，健脾燥湿、化痰降逆；肾虚头痛，养阴补肾、填精生髓；瘀血头痛，活血通窍、通络止痛。

7. 预防调护。

8. 临证要点。

9. 名医经验。

10. 古籍选录。

11. 文献推介。

第二节　眩　晕

1. 眩晕的概念，眩晕的历史沿革。

2. 眩晕的发生主要与情志不遂、年老体弱、饮食不节、久病劳倦、跌仆坠损以及感受外邪等因素有关，内生风、痰、瘀、虚，导致风眩内动、清窍被扰或清阳不升，脑窍失养而突发眩晕。

3. 诊断要点。

4. 辨证论治。肝阳上亢证，平肝潜阳、清火息风；气血亏虚证，补益气血、健运脾胃；肾精不足证，补肾养精、充养脑髓；痰浊中阻证，燥湿祛痰、健脾和胃；瘀血阻窍证，祛瘀生新、活血通络。

5. 预防调护。

6. 临证要点。

7. 名医经验。

8. 古籍选录。

9. 文献推介。

第三节　中　风

1. 中风的概念，中风的历史沿革。

2. 中风的发生主要因内伤积损、情志过极、饮食不节、体态肥盛等，引起虚气留滞，或肝阳暴张，或痰热内生，或气虚痰湿，引起内风旋动，气血逆乱，横窜经脉，直冲犯脑，导致血瘀脑脉或血溢脉外，发为中风。

3. 诊断要点。中经络与中脏腑、中脏腑的闭证与脱证鉴别要点。

4. 中风与口僻、厥证、痉证、痿证等的区别。

5. 辨治原则。中风急性期，当急则治其标，以祛邪为主，常用平肝息风、化痰通腑、活血通络等治法。中脏腑者，当以醒神开窍为治则，闭证宜清热开窍或化痰开窍，脱证则回阳固脱，如内闭外脱并存，则醒神开窍与扶正固本兼用。

6. 辨证论治。①中经络：风阳上扰证，清肝泻火、息风潜阳；风痰入络证，息风化痰、活血通络；痰热腑实证，化痰通腑；气虚血瘀证，益气扶正、活血化瘀；阴虚风动证，滋养肝肾、潜阳息风。②中脏腑：阳闭证，清热化痰、开窍醒神；阴闭证，温阳化痰、开窍醒神；脱证，回阳固脱。

7. 预防调护。

8. 临证要点。

9. 名医经验。

10. 古籍选录。

11. 文献推介。

第四节　痴　呆

1. 痴呆的概念，痴呆的历史沿革。

2. 发病多因先天不足，或后天失养，或年迈体虚，或久病不复，导致肾虚精少，髓海不足，元神失养，而渐致痴呆；或因久郁不解，或中风外伤，或外感热毒等，导致损伤脑络，脑气不通，神明不清，而突发痴呆。

3. 诊断要点。注意痴呆与健忘、癫狂、郁证的区别。

4. 辨证论治。髓海不足证，滋补肝肾、生精养髓；脾肾亏虚证，温补脾肾、养元安神；气血不足证，益气健脾、养血安神；痰浊蒙窍证，化痰开窍、养心安神；瘀阻脑络证，活血化瘀、通窍醒神；心肝火旺证，清心平肝、安神定志；热毒内盛证，清热解毒、通络达邪。

5. 预防调护

6. 临证要点。

7. 名医经验。

8. 古籍选录。

9. 文献推介。

第五节　痫　证

1. 痫证的概念，痫证的历史沿革。

2. 病因多由先天因素，七情失调，脑部外伤，饮食不节，劳累过度，或患他病致脑窍损伤之后而发病。病机为脏腑功能失调，风、火、痰、瘀闭塞清窍，积痰内伏，偶遇诱因触动，则脏气不平，阴阳失衡而致气机逆乱，元神失控。

3. 诊断依据。注意本病证与中风、厥证、痉证之区别。

4. 辨治原则。首当分清标本虚实，轻重缓急。频繁发作，以治标为主，着重清泻肝火、豁痰息风、开窍定痫；平时则补虚以治其本，宜益气养血、健脾化痰、滋补肝肾、宁心安神。

5. 辨证论治。风痰闭阻证，涤痰息风、开窍定痫；痰火扰神证，清热泻火、化痰开窍；瘀阻脑络证，活血化瘀、息风通络；心脾两虚证，补益气血、健脾宁心；心肾亏虚证，补益心肾、潜阳安神。

6. 预防调护。

7. 临证要点。

8. 名医经验。

9. 古籍选录。

10. 文献推介。

第六节　癫　狂

1. 癫狂的概念，癫狂的历史沿革。

2. 癫狂的发生与七情内伤、饮食失节、禀赋不足等因素相关。病机关键为气滞、痰结、瘀血等损及脏腑功能，导致阴阳失衡，"重阳者狂，重阴者癫"。

3. 诊断依据，癫狂与郁证、痴呆的区别，癫与狂的不同。

4. 辨治原则。癫证与狂证治疗总以调整

阴阳为主要原则，以平为期。本病初期多以邪实为主，治当理气解郁，畅达神机，降（泄）火豁痰，化瘀通窍；后期以正虚为主，治当补益心脾，滋阴养血，调整阴阳。

5. 辨证论治。痰气郁结证，理气解郁、化痰醒神；心脾两虚证，健脾益气、养心安神；痰火扰神证，清心泻火、涤痰醒神；痰热瘀结证，豁痰化瘀、调畅气血；火盛阴伤证，滋阴降火、安神定志。

6. 预防调护。

7. 临证要点。

8. 名医经验。

9. 古籍选录。

10. 文献推介。

第七节 颤 证

1. 颤证的概念，颤证的历史沿革。

2. 多与年老体虚、情志过极、饮食不节、劳逸失当等因素有关。肝风内动，筋脉失养为颤证病机关键。

3. 诊断要点。本病与瘛疭的鉴别。

4. 辨证论治。风阳内动证，镇肝息风、舒筋止颤；痰热风动证，清热化痰、平肝息风；气血亏虚证，益气养血、濡养筋脉；髓海不足证，填精补髓、育阴息风；阳气虚衰证，补肾助阳、温煦筋脉。

5. 预防调护。

6. 临证要点。

7. 名医经验。

8. 古籍选录。

9. 文献推介。

第四章 脾胃系病证

【目的要求】

1. 掌握脾胃系病证胃脘痛、呕吐、泄泻、痢疾的概念。

2. 掌握胃脘痛、呕吐、泄泻、痢疾的主要病因病机。

3. 掌握胃脘痛、呕吐、泄泻、痢疾的诊断要点。

4. 掌握胃痛与真心痛，泄泻与痢疾的鉴别。

5. 掌握胃脘痛、呕吐、泄泻、痢疾的辨证论治。

6. 了解胃痞、呃逆、噎膈、腹痛、便秘、口臭、口疮的概念。

7. 了解胃痞、呃逆、噎膈、腹痛、便秘、口臭、口疮的病因病机。

8. 了解胃痞、呃逆、噎膈、腹痛、便秘、口臭、口疮的诊断要点。

9. 了解胃痞、呃逆、噎膈、腹痛、便秘、口臭、口疮的辨证论治。

【教学内容】

第一节 胃脘痛

1. 胃脘痛的概念，胃脘痛的历史沿革。

2. 病因多为外淫侵袭、情志不遂、饮食不节、劳倦多思等。本病当分急性与慢性，急性者多有明显诱因，如受凉、暴食之类，则病机多属寒凝、食积。慢性者则是反复发作，病机特点是气机郁滞，虚实相兼，寒热错杂。

3. 诊断要点。胃痛与心痛的鉴别及胃痛与腹痛等的鉴别。

4. 辨治原则。治疗宜疏导气机，补虚泻实，平调寒热。

5. 辨证论治。寒凝气滞证，温胃散寒、行气止痛；饮食积滞证，消导行滞、和胃止痛；肝郁气滞证，疏肝理气、和胃止痛；肝胃郁热证，疏肝和胃、泻热止痛；瘀血阻络证，活血化瘀、理气止痛；脾胃虚寒证，健脾益气、温中助阳；胃阴亏虚证，养阴益胃、缓急止痛。

6. 预防调护。

7. 临证要点。

8. 名医经验。

9. 古籍选录。

10. 文献推介。

第二节　胃痞

1. 胃痞的概念，胃痞的历史沿革。

2. 胃痞的发生多与误下伤中、饮食阻滞、痰气壅塞、七情失和或平素脾胃虚弱等有关，各种致病因素往往互相关联。基本病机为脾胃升降失司。

3. 诊断要点。胃痞与胸痹、臌胀、结胸的鉴别。

4. 辨治原则。分虚实两大类辨证，实则泻之，虚则补之。

5. 辨证论治。实证：邪热内结证，泻热消痞、和胃开结；饮食积滞证，消导和胃；痰湿内阻证，祛湿化痰、顺气宽中；肝郁气滞证，疏肝解郁、理气消滞。虚证：脾胃虚弱证，补气健脾、升清降浊。

6. 预防调护。

7. 临证要点。

8. 名医经验。

9. 古籍选录。

10. 文献推介。

第三节　呕吐

1. 呕吐的概念，呕吐的历史沿革。

2. 发病多因饮食不节，或外感邪气，或脾胃失养，或情志不遂，导致胃失和降，胃气上逆，发为呕吐。

3. 演变规律初病多实，呕吐日久，损伤脾胃，中气不足，由实转虚；或脾胃素虚，复为饮食所伤，或成痰生饮，因虚致实，出现虚实夹杂的复杂病机。

4. 诊断要点。呕吐应与反胃、噎膈及霍乱相鉴别。

5. 辨治原则。治疗以和胃降逆为原则。实者重在祛邪，虚者重在扶正。

6. 辨证论治。外邪犯胃证，疏解表邪、和胃降逆；饮食停滞证，消食化滞、和胃降逆；痰饮内阻证，温化痰饮、和胃降逆；肝气犯胃证，疏肝理气、和胃降逆；脾胃虚寒证，温中健脾、和胃降逆；胃阴不足证，养阴润燥、降逆止呕。

7. 预防调护。

8. 临证要点。

9. 名医经验。

10. 古籍选录。

11. 文献推介。

第四节　呃逆

1. 呃逆的概念，呃逆的历史沿革。

2. 呃逆的发生主要因饮食不节导致胃中寒冷或实热蕴中，或情志失和、肝气犯胃，或脏腑亏虚，致使胃失和降。

3. 病理性质有虚实之分，实证多为寒凝、火郁、气滞、痰阻而胃失和降，虚证由脾肾阳虚或胃阴耗损等正虚气逆所致，但亦有虚实夹杂并见者。

4. 诊断要点。呃逆与干呕及嗳气的鉴别。

5. 辨治原则。审因求本，止呃治标。

6. 辨证论治。胃中寒冷证，温中散寒、降逆止呃；胃火上逆证，清火降逆、和胃止呃；气滞痰阻证，理气化痰、降逆止呃；脾肾阳虚证，温补脾肾、和胃降逆；胃阴不足证，益气养阴、和胃止呃。

7. 预防调护。

8. 临证要点。

9. 名医经验。

10. 古籍选录。

11. 文献推介。

第五节 噎膈

1. 噎膈的概念，噎膈的历史沿革。

2. 噎膈的发生，与饮食不节、情志不遂及久病年老有密切关系。肝脾肾功能失调，导致气、痰、血互结，津枯血燥而致的食管狭窄、食管干涩是噎膈的基本病机。

3. 本病以气滞、痰阻、血瘀为标实，津枯血燥为本虚，在病机性质上表现为本虚标实。

4. 诊断要点。噎膈与呕吐、反胃的鉴别。

5. 辨治原则。急则治标，缓则治本。

6. 辨证论治。痰气交阻证，开郁化痰、润燥降气；津亏热结证，滋阴养血、润燥生津；瘀血内结证，破结行瘀、滋阴养血；气虚阳微证，温补脾肾、益气回阳。

7. 预防调护。

8. 临证要点。

9. 名医经验。

10. 古籍选录。

11. 文献推介。

第六节 腹痛

1. 腹痛的概念，腹痛的历史沿革。

2. 感受外邪、饮食所伤、情志失调及素体阳虚等，均可导致气机阻滞，脉络痹阻或经脉失养而发生腹痛。本病的病理性质有寒、热、虚实之分。

3. 诊断要点。

4. 辨治原则。治疗腹痛多以"通"字立法，应根据辨证的虚实寒热，在气在血，确立治法。

5. 辨证论治。寒邪内阻证，散寒温里、理气止痛；湿热壅滞证，泻热通腑、行气导滞；饮食积滞证，消食导滞、理气止痛；肝郁气滞证，疏肝解郁、理气止痛；瘀血内停证，活血化瘀、和络止痛；中虚脏寒证，温中补虚、缓急止痛。

6. 预防调护。

7. 临证要点。

8. 名医经验。

9. 古籍选录。

10. 文献推介。

第七节 便秘

1. 便秘的概念，便秘的历史沿革。

2. 病因较多，主要有外感寒热之邪、内伤饮食情志、病后体虚、年迈体衰以及劳逸失度等。便秘的基本病机是大肠传导功能失职，导致邪滞大肠。

3. 诊断要点。

4. 辨治原则。分虚实而治，实证以祛邪为主，虚证以养正为先。

5. 辨证论治。肠胃积热证，泻热导滞、润肠通便；气机郁滞证，顺气行滞；阴寒积滞证，温里散寒、通便导滞；气虚失运证，补气润肠、健脾升阳；血虚失养证，养血润肠；阴虚失润证，滋阴润肠通便；阳虚失温证，温阳润肠通便。

6. 预防调护。

7. 临证要点。

8. 名医经验。

9. 古籍选录。

10. 文献推介。

第八节　泄　泻

1. 泄泻的概念，泄泻的历史沿革。

2. 泄泻的发生原因是多方面的，主要有外感邪气、饮食所伤、情志失调、脾胃虚弱、命门火衰等。这些病因导致脾虚湿盛，脾失健运，大小肠传化失常，升降失调，清浊不分，而成泄泻。基本病机变化为脾病与湿盛，致肠道功能失司。

3. 诊断要点。本病与痢疾、霍乱的鉴别要点。

4. 辨治原则。泄泻的治疗原则为运脾祛湿。急性泄泻以湿盛为主，重用祛湿，辅以健脾，再依寒湿、湿热的不同，分别采用温化寒湿与清化湿热之法。慢性泄泻以脾虚为主，当予健脾补虚，辅以祛湿，并根据不同证候，分别施以益气升提、温肾健脾、抑肝扶脾之法。久泻不止者，尚宜固涩。

5. 辨证论治。暴泻：寒湿内盛证，化湿散寒；湿热伤中证，清肠利湿；食滞肠胃证，消食导滞。久泻：脾胃虚弱证，健脾益气、和胃渗湿；肾阳虚衰证，温补脾肾、固涩止泻；肝气乘脾证，抑肝扶脾、调中止泻。

6. 预防调护。

7. 临证要点。

8. 名医经验。

9. 古籍选录。

10. 文献推介。

第九节　痢　疾

1. 痢疾的概念，痢疾的历史沿革。

2. 痢疾的病因有外感时邪疫毒和饮食不节两方面，病机主要为邪蕴肠腑，气血壅滞，传导失司，脂络受伤而成痢。病机是由湿热、疫毒、寒湿、食滞等邪壅塞肠中，与气血相搏结，使肠道传导失司，气血壅滞，

脂络受伤，痢下赤白。

3. 诊断要点。本病与泄泻病证的鉴别。

4. 辨治原则。热痢清之，寒痢温之；初痢实则通之，久痢虚则补之；寒热交错者，清温并用；虚实夹杂者，攻补兼施。

5. 辨证论治。湿热痢，清肠化湿、调气和血；疫毒痢，清热解毒、凉血除积；寒湿痢，温化寒湿、调和气血；阴虚痢，养阴和营、清肠化湿；虚寒痢，温补脾肾、收涩固脱；休息痢，温中清肠、调气化滞。

6. 预防调护。

7. 临证要点。

8. 名医经验。

9. 古籍选录。

10. 文献推介。

第十节　口　臭

1. 口臭的概念，口臭的历史沿革。

2. 口臭的病因主要与饮食习惯或体质状态有关。病机主要为食滞化腐，脏腑积热，邪伏肺胃，或内伤脾胃，湿浊内蕴，升降不调，气机郁滞。

3. 诊断要点。

4. 辨治原则。清泻浊热，调畅气机。

5. 辨证论治。胃腑积热证，清热辟秽、化湿降浊；邪热伏肺证，清肺泻火；饮食停滞证，消食导滞；湿浊内蕴证，化湿辟浊、理气健脾；胃阴不足证，清热养阴、健脾和中。

6. 预防调护。

7. 临证要点。

8. 名医经验。

9. 古籍选录。

10. 文献推介。

第十一节　口　疮

1. 口疮的概念，口疮的历史沿革。

2. 口疮由邪热熏蒸、气血亏虚、阴虚火旺、阳虚浮火等导致。其病因病机可概括为虚实两个方面：实证为心脾肝胃积热；虚证为气血阴阳不足。

3. 诊断要点。

4. 辨治原则。

5. 辨证论治。脾胃气虚证，益气健脾、甘温除热；热毒内结证，清热解毒、益气和胃；寒热错杂证，寒热平调、补泄并施。

6. 预防调护。

7. 临证要点。

8. 名医经验。

9. 古籍选录。

10. 文献推介。

第五章　肝胆系病证

【目的要求】

1. 掌握肝胆病证胁痛、积聚、臌胀的概念。

2. 掌握黄疸的概念及黄疸病的分类方法。

3. 掌握胁痛、黄疸、积聚、臌胀的病因病机。

4. 掌握胁痛、黄疸、积聚、臌胀的诊断要点。

5. 掌握黄疸与萎黄、积聚与痞满、臌胀与水肿的鉴别。

6. 掌握胁痛、黄疸、积聚、臌胀的辨证论治。

7. 了解瘿病、疟疾的概念。

8. 了解瘿病、疟疾的病因病机。

9. 了解瘿病、疟疾的诊断要点。

10. 了解瘿病、疟疾的辨证论治。

【教学内容】

第一节　胁　痛

1. 胁痛的概念，胁痛的历史沿革。

2. 胁痛主要由于情志不遂、饮食不节、跌扑损伤、久病体虚等导致肝气郁结，湿热、瘀血阻滞脉络或肝阴不足，络脉失养。基本病机为肝络失和，病理变化可归结为"不通则痛"和"不荣则痛"两类。

3. 诊断要点。当分清气血虚实。初病在气，久病入络。初病属实，久病多虚。

4. 辨治原则。疏肝和络止痛。

5. 辨证论治。肝郁气滞证，疏肝理气；肝胆湿热证，清热利湿；瘀血阻络证，祛瘀通络；肝络失养证，养阴柔肝。

6. 预防调护。

7. 临证要点。

8. 名医经验。

9. 古籍选录。

10. 文献推介。

第二节　黄　疸

1. 黄疸的概念及主要分类，黄疸的历史沿革。

2. 黄疸的病因与外感湿热疫毒、内伤饮食劳倦及病后有关。基本病机为湿邪困遏脾胃，壅塞肝胆，疏泄失常，胆汁泛溢。

3. 诊断要点。黄疸与萎黄的鉴别。

4. 辨治原则。主要为化湿邪，利小便。

5. 辨证论治。阳黄：热重于湿证，清热通腑、利湿退黄；湿重于热证，利湿化浊运脾，佐以清热；胆腑郁热证，疏肝泻热、利胆退黄；疫毒炽盛证，清热解毒、凉血开窍。阴黄：寒湿阻遏证，温中化湿、健脾和胃；脾虚血亏证，健脾温中、补养气血。黄疸消退后调治：湿热留恋，余邪未清，治当清利湿热；肝脾不调，疏运失职，治宜调和肝脾、理气助运；气滞血瘀，积块留着，治当疏肝理气、活血化瘀。

6. 预防调护。

7. 临证要点。

8. 名医经验。

9. 古籍选录。

10. 文献推介。

第三节　积　聚

1. 积聚的概念，积证和聚证的区别，积聚的历史沿革。

2. 积聚的发生多因情志失调、饮食所伤、寒邪内犯及他病之后，肝脾受损，脏腑失和。病机为气机阻滞，瘀血内结。

3. 聚证病在气分，重在调气，疏肝理气、行气消聚为其常法；积证病在血分，重在理血，活血化瘀、散结软坚乃其常规。积证的治疗应分初、中、末三期，一般初期重在攻邪，中期宜攻补兼施，末期则重在培补元气。

4. 积证辨证论治。气滞血阻证，理气活血、通络消积；瘀血内结证，祛瘀软坚；正虚瘀结证，补益气血、活血化瘀。

5. 聚证辨证论治：肝气郁结证，疏肝解郁、行气消聚；食滞痰阻证，理气化痰、导滞散结。

6. 预防调护。

7. 临证要点。

8. 名医经验。

9. 古籍选录。

10. 文献推介。

第四节　臌　胀

1. 臌胀的概念，臌胀的历史沿革。

2. 臌胀多因酒食不节、情志失调、虫毒感染、病后续发等，导致肝脾肾受损，气滞血结，水停腹中。病机为肝脾肾受损，气滞、血瘀、水停腹中。

3. 诊断要点。臌胀与水肿的鉴别。

4. 辨治原则。本病总属本虚标实错杂，故治当攻补兼施，补虚不忘实，泻实不忘虚。

5. 辨证论治。气滞湿阻证，疏肝理气、运脾利湿；水湿困脾证，温阳散寒、化湿醒脾；湿热蕴结证，清热利湿、攻下逐水；肝脾血瘀证，活血化瘀、行气利水；脾肾阳虚证，温补脾肾、化气利水；肝肾阴虚证，滋养肝肾、凉血化瘀。臌胀出血，泻热宁络、凉血止血；气血耗伤，益气固脱。臌胀神昏，醒神开窍。

6. 预防调护。

7. 临证要点。

8. 名医经验。

9. 古籍选录。

10. 文献推介。

第五节　瘿　病

1. 瘿病的概念，瘿病的历史沿革。

2. 病因主要是内伤情志、饮食及水土失宜，也与体质因素有密切关系。基本病机为气滞、痰凝，血瘀壅结颈前。

3. 诊断要点。本病与瘰疬、消渴相鉴别。

4. 辨治原则。理气化痰，消瘿散结。

5. 辨证论治。气郁痰阻证，理气舒郁、化痰软坚、散结消瘿；痰结血瘀证，化痰散结、活血化瘀；肝火旺盛证，清肝泻火、散郁消瘿；心肝阴虚证，滋阴柔肝、养血宁心。

6. 预防调护。

7. 临证要点。

8. 名医经验。

9. 古籍选录。

10. 文献推介。

第六节　疟　疾

1. 疟疾的概念，疟疾的历史沿革。

2. 本病的病因主要是感受疟邪，即现代医学的"疟原虫"。

3. 诊断要点。区分正疟、温疟、寒疟、瘅疟、劳疟的不同。

4. 辨治原则。祛邪截疟。

5. 辨证论治。正疟，祛邪截疟、和解表里；温疟，清热解肌、祛邪截疟；寒疟，和解表里、温阳达邪；瘅疟：热瘅，解毒除瘅、清热保津；冷瘅，解毒除瘅、芳化湿浊；劳疟，益气养血、扶正祛邪。

6. 预防调护。

7. 临证要点。

8. 名医经验。

9. 古籍选录。

10. 文献推介。

第六章　肾系病证

【目的要求】

1. 掌握肾系病证水肿、淋证、癃闭的概念。

2. 掌握水肿、淋证、癃闭的病因病机。

3. 掌握水肿、淋证、癃闭的诊断要点。

4. 掌握水肿与臌胀的鉴别。

5. 掌握水肿、淋证、癃闭的辨证论治。

6. 了解阳痿、遗精、耳鸣耳聋的概念。

7. 了解阳痿、遗精、耳鸣耳聋的病因病机。

8. 了解阳痿、遗精、耳鸣耳聋的辨证论治。

9. 了解尿浊、关格、早泄的定义及证治。

【教学内容】

第一节　水　肿

1. 水肿的概念，水肿的历史沿革。

2. 病因有风邪袭表、疮毒内犯、外感水湿、饮食不节及禀赋不足、久病劳倦。形成本病的机理为肺失通调，脾失转输，肾失开阖，三焦气化不利。

3. 诊断要点。水肿与臌胀、阳水与阴水的鉴别。

4. 水肿的辨证以阴阳为纲。阳水属实，阴水多为本虚标实，阳水和阴水之间相互转化和联系。

5. 辨治原则。发汗、利小便、泻下逐水为治疗水肿的三条基本原则，具体应用视阴阳虚实不同而异。

6. 辨证论治。阳水：风水相搏证，疏风清热、宣肺行水；湿毒浸淫证，宣肺解毒、利湿消肿；水湿浸渍证，运脾化湿、通阳利水；湿热壅盛证，分利湿热。阴水：脾阳虚衰证，健脾温阳利水；肾阳衰微证，温肾助阳、化气行水；瘀水互结证，活血祛瘀、化气行水。

7. 预防调护。

8. 临证要点。

9. 名医经验。

10. 古籍选录。

11. 文献推介。

第二节　淋　证（附：尿浊）

1. 淋证的概念，淋证的历史沿革。

2. 病因可归结为外感湿热、饮食不节、情志失调、禀赋不足和劳伤久病四方面。主要病机为湿热蕴结下焦，肾与膀胱气化不利。

3. 诊断要点。热淋、血淋、气淋、膏

淋、石淋、劳淋的临床特征及相互之间的联系。

4. 辨治原则。淋病初病属实，以清利为主；久病多虚，以补益为主；本虚标实者，当补益清利兼施。

5. 辨证论治。热淋，清热利湿通淋；石淋，清热利湿、排石通淋；血淋，清热通淋、凉血止血；气淋，理气疏肝、利尿通淋；膏淋，清热利湿、分清泄浊；劳淋，补脾益肾、固摄精微。

6. 尿浊的概念、病因病机及辨证论治。

7. 预防调护。

8. 临证要点。

9. 名医经验。

10. 古籍选录。

11. 文献推介。

第三节 癃 闭 （附：关格）

1. 癃闭的概念，癃闭的历史沿革。

2. 癃闭的发生多与外邪侵袭、饮食不节、情志内伤、瘀浊内停、体虚久病等因素有关。膀胱气化功能失调是其基本病机。

3. 诊断要点。

4. 辨治原则。应根据"腑以通为用"的原则，着重于通利，但通利之法又有虚实之不同。实证治以清湿热、散瘀结、利气机而通水道；虚证治以补益脾肾，助化气，使气化得行，则小便得通。

5. 辨证论治。膀胱湿热证，清利湿热、通利小便；肺热壅盛证，清泄肺热、通利水道；肝郁气滞证，理气解郁、通利小便；瘀浊阻塞证，行瘀散结、通利水道；脾气不升证，升清降浊、化气行水；肾阳衰惫证，温补肾阳、化气利尿。

6. 探吐、取嚏、外敷、导尿等疗法及该

病的调摄护理。

7. 关格的定义及辨证论治。

8. 预防调护。

9. 临证要点。

10. 名医经验。

11. 古籍选录。

12. 文献推介。

第四节 阳 痿

1. 阳痿的概念，阳痿的历史沿革。

2. 阳痿的发生多与情志失调、饮食不节、劳逸失度、体弱久病、外感湿邪、药物损伤等因素有关。基本病机为肝、肾、心、脾受损，气血阴阳亏虚，或经络阻滞，导致宗筋失养不用。

3. 诊断要点。

4. 辨治原则。阳痿首辨虚实。实证者需分气郁、血瘀、湿热之不同；虚证者应辨阴阳气血虚损之差别。

5. 辨证论治。命门火衰证，温肾填精、壮阳起痿；心脾亏虚证，益气健脾、补血养心；肝郁气滞证，疏肝解郁、行气起痿；湿热下注证，清肝利湿、通阳起痿；瘀血阻络证，活血化瘀、通络起痿；惊恐伤肾证，宁心安神、益肾起痿；肾阴亏虚证，滋肾填精、润养宗筋。

6. 预防调护。

7. 临证要点。

8. 名医经验。

9. 古籍选录。

10. 文献推介。

第五节 遗 精 （附：早泄）

1. 遗精的概念，遗精的历史沿革。

2. 遗精的发生多由劳心太过、欲念不遂、饮食不节、恣情纵欲等而致，基本病机为肾失封藏，精关不固。

3. 诊断要点。

4. 辨治原则。初病多实，实证以清泄为主，依其君火、相火、湿热不同，或清或泄；病久多虚，治以补涩为要；虚实夹杂者，应虚实兼顾。

5. 辨证论治。君相火旺证，清心安神、滋阴清热；湿热下注证，清热利湿、导浊宁精；劳伤心脾证，调补心脾、益气摄精；肾气不固证，补肾益精、固涩止遗。

6. 早泄的定义及辨证论治。

7. 预防调护。

8. 临证要点。

9. 名医经验。

10. 古籍选录。

11. 文献推介。

第六节　耳鸣耳聋

1. 耳鸣耳聋的概念，耳鸣耳聋的历史沿革。

2. 耳鸣耳聋的发生有虚实之分，且与多种原因引起的耳窍闭塞或清窍失养有关。除先天性耳聋外，实证多因外邪或脏腑实火上扰耳窍，或因瘀血、痰饮、痰火蒙蔽清窍；虚证多由脏腑虚损、精血亏虚、气血不足，清窍失养所致。总之本病与肝、胆、脾、肾诸脏功能失调有关，尤其与肾的关系更为密切。

3. 诊断要点。

4. 辨治原则。虚则补之，实则泻之。

5. 辨证论治。风热上扰证，疏风清热、宣肺通窍；肝胆火盛证，清肝泻火、开郁通窍；痰火郁结证，化痰清热、散结通窍；血瘀气滞证，活血化瘀、行气通窍；肾精亏损证，补肾填精、滋阴潜阳；脾胃气虚证，健

脾升清、养血通窍。

6. 预防调护。

7. 临证要点。

8. 名医经验。

9. 古籍选录。

10. 文献推介。

第七章　气血津液病证

【目的要求】

1. 掌握气血津液病证郁证、血证、痰饮、消渴、内伤发热、虚劳的概念。

2. 掌握郁证、血证、痰饮、消渴、内伤发热、虚劳的病因病机。

3. 掌握郁证、血证、痰饮、消渴、内伤发热、虚劳的诊断要点。

4. 掌握郁证、血证、痰饮、消渴、内伤发热、虚劳的治疗原则。

5. 掌握郁证、血证、痰饮、消渴、内伤发热、虚劳的辨证论治。

6. 了解肥胖、自汗盗汗、厥证、癌病的概念。

7. 了解肥胖、自汗盗汗、厥证、癌病的病因病机。

8. 了解肥胖、自汗盗汗、厥证、癌病的诊断要点。

9. 了解肥胖、自汗盗汗、厥证、癌病的辨证论治。

【教学内容】

第一节　郁　证

1. 郁证的概念，郁证的历史沿革。

2. 郁证的病因主要有情志所伤和体质因素两个方面，与肝的关系最为密切，涉及心、脾。肝失疏泄、脾失健运、心失所养、脏腑阴阳气血失调是郁证的主要病机。

3. 诊断要点。郁证与喉痹、噎膈及癫狂的鉴别。

4. 辨治原则。理气开郁，调畅气机，怡情易性。

5. 辨证论治。肝气郁结证，疏肝解郁、理气畅中；气郁化火证，疏肝解郁、清肝泻火；痰气郁结证，行气开郁、化痰散结；心神失养证，甘润缓急、养心安神；心脾两虚证，健脾养心、补益气血；心肾阴虚证，滋养心肾。

6. 预防调护。

7. 临证要点。

8. 名医经验。

9. 古籍选录。

10. 文献推介。

第二节　血　证

1. 血证的概念，血证的历史沿革。

2. 外感六淫、酒食不节、情志过极、劳倦过度以及热病或久病之后等均可引起血液不循经脉运行，溢于脉外而导致血证的发生。基本病机可以归纳为热伤血络、气不摄血、瘀血阻络三个方面。

3. 诊断要点。各种出血的鉴别诊断。

4. 辨治原则。治火，治气，治血。

5. 多种血证的证候特点及证治。

鼻衄：热邪犯肺证，清肺泻热、凉血止血；肝火上炎证，清肝泻火、凉血止血；胃热炽盛证，清胃养阴、凉血止血；气血亏虚证，益气摄血。

齿衄：胃火内炽证，清胃泻火、凉血止血；阴虚火旺证，滋阴降火、凉血止血。

咳血：燥热犯肺证，清热润肺、宁络止血；肝火犯肺证，清肝泻肺、凉血止血；阴虚肺热证，滋阴润肺、降火止血。

吐血：胃热壅盛证，清胃泻热、凉血止血；肝火犯胃证，清肝泻火、凉血止血；瘀阻胃络证，化瘀止血；气虚血溢证，益气摄血。

便血：肠道湿热证，清化湿热、凉血止血；脾胃虚寒证，温阳健脾、养血止血。

尿血：下焦热盛证，清热泻火、凉血止血；阴虚火旺证，滋阴降火、凉血止血；脾不统血证，补脾摄血；肾气不固证，补益肾气、固摄止血。

紫斑：热盛迫血证，清热解毒、凉血止血；阴虚火旺证，滋阴降火、宁络止血；气不摄血证，补脾摄血。

6. 预防调护。

7. 临证要点。

8. 名医经验。

9. 古籍选录。

10. 文献推介。

第三节　痰　饮

1. 痰饮的概念，有广义、狭义之分；痰饮的历史沿革。

2. 发病多与外感寒湿、饮食不当或劳欲所伤等有关。在病因的作用下肺、脾、肾功能失调，导致津液不归正化，或代谢失常，或停于局部，形成无形或有形的复杂痰饮病证。

3. 诊断要点。痰饮、悬饮、支饮、溢饮的临床特征。

4. 辨治原则。温阳化饮。

5. 辨证论治。痰饮：脾阳虚弱证，温脾化饮；饮留胃肠证，攻下逐饮。悬饮：邪犯胸肺证，和解宣利；饮停胸证胁，泻肺祛饮；络气不和证，理气和络；阴虚内热证，滋阴清热。溢饮：表寒里饮证，解表化饮。

支饮：寒饮伏肺证，宣肺化饮；脾肾阳虚证，温脾补肾以化水饮。

6. 预防调护。

7. 临证要点。

8. 名医经验。

9. 古籍选录。

10. 文献推介。

第四节　消　渴

1. 消渴的概念，消渴的历史沿革。

2. 禀赋不足、饮食失节、情志失调、劳欲过度等原因均可引起消渴。基本病机为阴虚燥热，以燥热为标、阴虚为本，阴虚与燥热互为因果。

3. 上消、中消、下消的区别，以及三者之间的相互关系。

4. 诊断要点。消渴与口渴症及瘿病的鉴别。

5. 辨治原则。以清热润燥、养阴生津为基本原则。

6. 辨证论治。肺热津伤证，清热润肺、生津止渴；胃热炽盛证，清胃泻火、养阴增液；气阴两虚证，益气养阴、生津止渴；肾阴亏虚证，滋阴补肾、润燥止渴；阴阳两虚证，温阳滋阴、补肾固摄。

7. 预防调护。

8. 临证要点。

9. 名医经验。

10. 古籍选录。

11. 文献推介。

第五节　内伤发热

1. 内伤发热的概念，内伤发热的历史沿革。

2. 病因主要是久病体虚、饮食劳倦、情志失调、外伤出血。病机主要有气、血、阴、阳亏虚，阴阳失衡，以及气、血、水等郁结壅遏化热两类。

3. 诊断要点。内伤发热与外感发热的鉴别。

4. 辨治原则。根据虚实的不同，采取相应的治法。虚证应根据气虚、血虚、阴虚及阳虚的不同，补气血阴阳之不足以消其虚火；实证宜视气郁、湿阻及瘀血之异，分别行气、化湿、活血，祛除病邪以清其实热。虚实夹杂者，则需分清主次而兼顾。

5. 辨证论治。阴虚发热证，滋阴清热；血虚发热证，益气养血；气虚发热证，益气健脾、甘温除热；阳虚发热证，温补阳气；气郁发热证，疏肝解郁、清肝泻热；血瘀发热证，活血化瘀；湿郁发热证，宣化畅中、利湿清热。

6. 预防调护。

7. 临证要点。甘温除热法。

8. 名医经验。

9. 古籍选录。

10. 文献推介。

第六节　虚　劳

1. 虚劳的概念，虚劳的历史沿革。

2. 虚劳可由禀赋不足、烦劳过度、饮食不节、久病积损、误治失治等多种原因所导致。病机主要是气血阴阳虚损。

3. 诊断要点。

4. 辨治原则。以补益为原则。在进行补益的时候，一是必须根据病理属性的不同，分别采取益气、养血、滋阴、温阳的治疗方药；二是要密切结合五脏病位的不同而选方用药，以加强治疗的针对性。

5. 辨证论治。

气虚：肺气虚证，补益肺气；心气虚

证，益气养心；脾气虚证，健脾益气；肾气虚证，益气补肾。

血虚：心血虚证，养血宁心；肝血虚证，补血养肝。

阴虚：肺阴虚证，养阴润肺；心阴虚证，滋阴养心；脾胃阴虚证，养阴和胃；肝阴虚证，滋养肝阴；肾阴虚证，滋补肾阴。

阳虚：心阳虚证，益气温阳；脾阳虚证，温中健脾；肾阳虚证，温补肾阳。

6. 预防调护。

7. 临证要点。

8. 名医经验。

9. 古籍选录。

10. 文献推介。

第七节 肥 胖

1. 肥胖的概念，肥胖的历史沿革。

2. 肥胖多因年老体弱、过食肥甘、缺乏运动、情志所伤、先天禀赋等导致湿浊痰瘀内聚，留着不行，形成肥胖。发病机理是胃强脾弱，酿生痰湿，导致气郁、血瘀、内热壅塞。病理性质有虚实两端，且相互转化。

3. 诊断要点。本病与水肿、黄胖的鉴别。

4. 辨治原则。补虚泻实。

5. 辨证论治。胃热火郁证，清胃泻火，佐以消导；痰湿内盛证，化痰利湿、理气消脂；气郁血瘀证，理气解郁、活血化瘀；脾虚不运证，健脾益气、渗利水湿；脾肾阳虚证，补益脾肾、温阳化气。

6. 预防调护。

7. 临证要点。

8. 名医经验。

9. 古籍选录。

10. 文献推介。

第八节 自汗、盗汗

1. 自汗、盗汗的概念与区别，自汗盗汗的历史沿革。

2. 病因主要有体虚久病、表虚受风、烦劳过度、情志失调、饮食不节。基本病机是阴阳失调，腠理不固而致汗液外泄失常。

3. 诊断要点。自汗盗汗与脱汗、黄汗及战汗的鉴别。

4. 辨治原则。虚证应益气、养阴、补血、调和营卫；实证当清肝泻热、化湿和营；虚实夹杂者，则根据虚实的主次而适当兼顾。

5. 辨证论治。肺卫不固证，益气固表；阴虚火旺证，滋阴降火；心血不足证，补养心血；邪热郁蒸证，清肝泻热、化湿和营。

6. 预防调护。

7. 临证要点。

8. 名医经验。

9. 古籍选录。

10. 文献推介。

第九节 厥 证

1. 厥证的概念，厥证的历史沿革。

2. 病因主要有情志内伤、体虚劳倦、亡血失津、饮食不节等方面，而以气机突然逆乱，升降乖戾，气血阴阳不相顺接为其主要病机。病理属性有虚实之分，常见气厥、血厥、痰厥三大类。

3. 诊断要点。本病与眩晕、中风、痫证、昏迷的鉴别。

4. 辨治原则。厥证乃危急之候，当及时救治为要，醒神回厥是主要的治疗原则，但具体治法又当辨其虚实。

5. 辨证论治。气厥：实证，开窍、顺气、解郁；虚证，补气、回阳、醒神。血厥：实证，平肝潜阳、理气通瘀；虚证，补养气血。痰厥：行气豁痰。

6. 预防调护。

7. 临证要点。

8. 名医经验。

9. 古籍选录。

10. 文献推介。

第十节 癌 病

1. 癌病的概念，癌病的历史沿革。

2. 癌病的发病有内、外因之分。在外为感受六淫之邪、疫疠之气；在内则七情怫郁、饮食不调，素有旧疾，或久病伤正、年老气衰。病机为内外合邪，正虚邪结。气滞、血瘀、痰凝、湿浊、热毒是形成癌病的重要病理因素。

3. 诊断要点。要注意与类似疾病相鉴别。

4. 癌病的辨证应辨脏腑病位，辨病邪性质，辨标本虚实，辨脏腑阴阳，辨早期晚期。

5. 辨治原则。强调扶正祛邪，攻补兼施是治疗癌病的基本原则。初期邪盛正虚，当先攻之；中期予攻补兼施，祛邪扶正；晚期正气大伤，不耐攻伐，当以补为主，扶正培本以抗邪气。

6. 脑瘤、肺癌、大肠癌、肾癌及膀胱癌的辨证论治。

脑瘤：痰瘀阻窍证，息风化痰、祛瘀通窍；风毒上扰证，平肝潜阳、清热解毒；阴虚风动证，滋阴潜阳息风。

肺癌：瘀阻肺络证，行气活血、散瘀消结；痰湿蕴肺证，健脾燥湿、行气祛痰；阴虚毒热证，养阴清热、解毒散结；气阴两虚证，益气养阴。

大肠癌：湿热郁毒证，清热利湿、化瘀

解毒；瘀毒内阻证，活血化瘀、清热解毒；脾肾双亏证，温阳益精；肝肾阴虚证，滋肾养肝。

肾癌、膀胱癌：湿热蕴毒证，清热利湿、解毒通淋；瘀血内阻证，活血化瘀、理气散结；脾肾两虚证，健脾益肾、软坚散结；阴虚内热证，滋阴清热、化瘀止痛。

7. 预防调护。

8. 临证要点。

9. 名医经验。

10. 古籍选录。

11. 文献推介。

第八章 肢体经络病证

【目的要求】

1. 掌握肢体经络病证腰痛、痹证的概念。

2. 掌握腰痛、痹证的病因病机。

3. 掌握腰痛、痹证的诊断要点，与相关病证鉴别。

4. 掌握腰痛、痹证的辨证论治。

5. 了解痉证、痿证、麻木的概念。

6. 了解痉证、痿证、麻木的病因病机。

7. 了解痉证、痿证、麻木的诊断要点。

8. 了解痉证、痿证、麻木的辨证论治

【教学内容】

第一节 腰 痛

1. 腰痛的概念，腰痛的历史沿革。

2. 凡感受外邪，闪挫跌仆，劳欲过度，久病、年老、体虚，均可引发腰痛。基本病机为经脉痹阻，腰府失养。病理性质有虚实之不同，且以虚为多，或见本虚标实。

3. 诊断要点。

4. 辨治原则。属实证者，以祛邪为主，

分别予以祛风、散寒、利湿、清热、祛瘀等，或兼而用之；属虚证者，以补肾为主；若为本虚标实，虚实夹杂者，当祛邪兼以补肾，或补肾兼以祛邪。

5. 辨证论治。寒湿腰痛证，散寒行湿、温经通络；湿热腰痛证，清热利湿、舒筋止痛；瘀血腰痛证，活血化瘀、理气止痛法；肾虚腰痛证，偏阳虚者宜温补肾阳，偏阴虚者宜滋补肾阴。

6. 腰痛的其他治疗方法，如针灸、推拿、拔罐、理疗、药物外敷、穴位注射、牵拉手法等综合治疗措施。

7. 预防调护。

8. 临证要点。

9. 名医经验。

10. 古籍选录。

11. 文献推介。

第二节　痹　证

1. 痹证的概念，痹证的历史沿革。

2. 痹证的发生与体质因素、气候条件、生活环境等都有密切关系。正虚卫外不固是痹证发生的内在基础，感受外邪是痹证发生的外在条件。邪气痹阻肢体筋脉，经脉气血不通是其基本病机。

3. 诊断要点。痹证与痿证、腰痛的鉴别。

4. 辨治原则。祛邪活络，缓急止痛。

5. 辨证论治。风寒湿痹：行痹，祛风通络、散寒除湿；痛痹，温经散寒、祛风除湿；著痹，除湿通络、祛风散寒。风湿热痹，清热除湿、祛风通络。痰瘀痹阻，化痰祛瘀、搜风通络。久痹正虚，培补肝肾、通络止痛。

6. 预防调护。

7. 临证要点。

8. 名医经验。

9. 古籍选录。

10. 文献推介。

第三节　痉　证

1. 痉证的概念，痉证的历史沿革。

2. 病因可分为外感和内伤两个方面。外感多由于感受风、寒、湿、热之邪，经络壅阻，气血不畅，或热盛动风而致痉；内伤为阴虚血少，筋脉失养，虚风内动而致痉。

3. 诊断要点。痉证与痫证、中风、厥证、颤证、破伤风的鉴别。

4. 辨治原则。急则舒筋解痉以治其标，缓则扶正益损以治其本。

5. 辨证论治。邪壅经络证，祛风散寒、燥湿和营；肝经热盛证，清肝潜阳、息风镇痉；阳明热盛证，清泄胃热、增液止痉；心营热盛证，清心透营、开窍止痉；痰浊阻络证，豁痰开窍、息风止痉；阴血亏虚证，滋阴养血、息风止痉。

6. 预防调护。

7. 临证要点。

8. 名医经验。

9. 古籍选录。

10. 文献推介。

第四节　痿　证

1. 痿证的概念，痿证的历史沿革。

2. 痿证形成的原因颇为复杂，感受温毒、湿热浸淫、药食所伤、久病房劳、跌仆瘀阻等，均可致使五脏受损，精津不足，气血亏耗，肌肉筋脉失养，而发为痿证。

3. 诊断要点。本病与偏枯及痹证的鉴别。

4. 辨治原则。虚证宜以扶正补虚为主，

实证宜祛邪和络，虚实兼夹者又当兼顾之。

5. 辨证论治。肺热津伤证，清热润肺、养阴生津；湿热浸淫证，清热利湿、通利经脉；脾胃虚弱证，补脾益气、健运升清；肝肾亏损证，补益肝肾、滋阴清热；脉络瘀阻证，益气养营、活血行瘀。

6. 预防调护。

7. 临证要点。治痿独取阳明。

8. 名医经验。

9. 古籍选录。

10. 文献推介。

第五节　麻　木

1. 麻木的概念，麻木的历史沿革。

2. 麻木的病因病机较为复杂，饮食不节、七情所伤、久病劳倦、跌扑损伤为其常见病因。多种病因引起痰浊、瘀血、湿热阻滞经脉，或气血不足，以致气血无法正常运达肌表，肌肤失其煦濡为其主要病机。

3. 诊断要点。本病与中风、痹证、痿证的鉴别。

4. 辨治原则。实证宜以祛邪通络为主，虚证以培本补虚为主，虚实兼夹者又当兼顾之。

5. 辨证论治。痰瘀阻络证，化瘀祛痰、通经活络；湿热阻滞证，清热利湿、舒筋活络；气虚血瘀证，益气活血、化瘀通络；血虚不荣证，养血补血、和营通络。

6. 预防调护。

7. 临证要点。

8. 名医经验。

9. 古籍选录。

10. 文献推介。

附录：

教学参考学时

教学内容	参考学时
总　论	12
一、中医内科学的定义，中医内科学的性质、任务和地位 二、中医内科学术理论的起源与发展 三、中医内科疾病的分类及其特点	2
四、中医内科疾病的辨证方法：脏腑辨证、气血津液辨证、风寒暑湿燥火辨证以及六经、卫气营血、三焦辨证	4
五、中医内科疾病的治疗原则：平调阴阳、整体论治，权衡缓急、治病求本，动态观察、动中施治，医护结合、重视预防等	4
六、中医内科疾病的治疗方法：汗、吐、下、和、温、清、补、消	2
各　论	198
第一章　肺系病证	42

续　表

教学内容	参考学时
第二章　心系病证	15
第三章　脑系病证	24
第四章　脾胃系病证	36
第五章　肝胆病证	18
第六章　肾系病证	18
第七章　气血津液病证	30
第八章　肢体经络病证	15
合　　计	210

《中医妇科学》教学大纲

前　言

"中医妇科学"是运用中医学的理论和方法，研究女性生殖系统生理病理的临床学科。通过本课程的教学，使学生掌握、了解女性生理病理特点，尤其是经、带、胎、产、杂等妇科常见病的辨证论治。

本课程分总论、各论两部分。总论共六章，简要介绍中医妇科学发展史；系统论述女性的生殖器官、生理特点和病理的特点；并阐明妇科疾病的诊治要点与预防保健。各论共五章，分别论述月经病、带下病、妊娠病、产后病、妇科杂病等基本知识及妇产科特殊检查与常用诊断技术。

本课程教学内容以中医妇科的基本原理，常见病、多发病的临床知识为重点，结构合理，临床与基础相结合，并结合案例教学的教学方法，循序渐进，激发学生的学习兴趣。同时重点培养学生提出问题、分析问题、解决问题以及创造性思维的能力，适应了该课程在培养高素质中医学人才的需要。

本课程按84学时设计。

教学要求和教学内容

总　论

第一章　绪　论

【目的要求】

1. 掌握历代中医妇科学的重要代表著作及重要学说。

2. 了解中医妇科学的定义、范围及发展简史。

【教学内容】

1. 中医妇科学的定义和范围。

2. 历代中医妇科学的重要著作及重要学说。

第二章　女性生殖解剖与生理

【目的要求】

1. 掌握女性的生理特点。

2. 熟悉女性的生殖器官。

3. 了解女性一生各期的生理变化。

【教学内容】

第一节　女性生殖脏器解剖

1. 外生殖器的解剖位置与功能。

2. 内生殖器的解剖位置与功能。

第二节　女性生殖生理

1. 月经生理与调节。

2. 带下生理。

3. 妊娠生理。

4. 临产与褥生理。

5. 哺乳生理。

第三章　妇科疾病的病因病机

【目的要求】

1. 掌握导致妇科疾病发生的主要病因及其致病特点。

2. 掌握妇科疾病发生的主要病机。

【教学内容】

第一节　病　因

1. 环境因素：寒、热、湿邪的致病特点。

2. 内伤七情：怒、思、恐的致病特点。

3. 生活因素：饮食失调、劳逸失常、房事不节、跌扑损伤。

4. 病理产物。

5. 体质因素。

第二节　病　机

1. 脏腑功能失常：肾、肝、脾。

2. 气血失常。

3. 冲任损伤。

第四章　妇科疾病的诊法

【目的要求】

1. 掌握四诊在中医妇科临床中的应用。

2. 了解中医妇科常用的检查方法。

【教学内容】

第一节　妇科疾病的四诊

1. 问诊：对年龄、主诉、月经史、婚产史、现病史、带下、既往史、个人史、家族史进行询问。

2. 望诊：望形神、面色、舌象、毛发、月经和带下、恶露、乳房和乳汁、阴户和阴道等方面。

3. 闻诊：闻声音，闻气味。

4. 切诊：切脉，按肌肤及胸腹。

第二节　妇科常用检查

1. 妇科双合诊/三合诊。

2. 盆腔超声检查。

3. 妊娠试验。

4. 阴道分泌物检查。

5. 基础体温测定。

6. 内分泌激素测定。

7. 诊断性刮宫与病理检查。

8. 输卵管通液术、子宫输卵管造影。

9. 内镜检查（宫腔镜、腹腔镜）。

第五章　妇科疾病的治法概要

【目的要求】

1. 掌握常用内治法。

2. 熟悉针灸推拿治法。

3. 了解妇科常用外治法。

【教学内容】

第一节　内治法

1. 调理脏腑：滋肾补肾，疏肝养肝，健脾和胃。

2. 调理气血：补益气血，理气行滞，活血化瘀，温经散寒，清热凉血，祛湿化痰。

3. 调理冲任：补益冲任，固摄冲任，通利冲任，镇安冲任。

4. 周期治疗。

第二节　针灸推拿治法

1. 针法。

2. 灸法。

3. 推拿治疗。

4. 拔罐治疗。

第三节　外治法

1. 外阴熏洗。

2. 阴道冲洗。

3. 阴道纳药。

4. 宫腔注射。

5. 肛门导入。

6. 外敷热熨。．

7. 药物离子导入。

第四节　心理治疗

第六章　预防与保健

【目的要求】

了解女性月经期、妊娠期、产褥期、哺乳期及绝经前后的摄生保健方法。

【教学内容】

第一节　月经期保健
第二节　妊娠期保健
第三节　产褥期保健
第四节　哺乳期保健
第五节　绝经前后保健

各　论

第七章　月经病

【目的要求】

1. 掌握月经病的定义、诊断和治疗原则。

2. 掌握月经先期、月经过多、经期延长、崩漏、月经后期、月经过少、闭经、月经先后不定期、痛经、绝经前后诸证的定义、病因病机、诊断与鉴别诊断、辨证论治。

3. 掌握月经后期、月经过少、闭经各疾病间的鉴别诊断及转归。

4. 掌握痛经的辨治要点，了解痛经与子宫内膜异位症的关系。

5. 掌握崩漏的治疗原则，了解崩漏与功能失调性子宫出血的关系。

6. 掌握闭经的虚实辨证要点，了解闭经与多囊卵巢综合征的关系。

7. 了解经间期出血、经行乳房胀痛、经行头痛、经行口糜、经行浮肿、经行泄泻、经行风疹块、经行情志异常、经行吐衄的定义、诊断、辨证论治的原则。

【教学内容】

第一节　月经先期

1. 定义：月经周期不足 21 天，甚或半月一行，连续发生 2 个周期以上。

2. 病因病机：气虚统摄无权，冲任不固；热扰冲任，血海不宁。

3. 诊断与鉴别诊断：本病应与月经先期、经间期出血相鉴别。

4. 辨证论治：分气虚和血热。①脾气虚证：治宜补脾益气，摄血调经。②肾气虚证：治宜补益肾气，固冲调经。③阳盛血热证：治宜清热凉血调经。④阴虚血热证：治宜养阴清热调经。⑤肝郁血热证：治宜疏肝清热，凉血调经。

第二节　月经过多

1. 定义：月经量较正常明显增多，总量超过 100mL，而周期和经期正常。

2. 病因病机：气虚统摄无权，冲任不固；热扰冲任，血海不宁；瘀血阻滞冲任，血不归经。

3. 诊断与鉴别诊断：应与崩漏相鉴别。

4. 辨证论治：①气虚证：治宜补气固冲摄血。②血热证：治宜清热凉血，固冲止血。③血瘀证：治宜活血化瘀止血。

第三节　经期延长

1. 定义：月经周期正常，行经时间超过7天以上，但在2周内能自然停止。

2. 病因病机：虚、热、瘀致冲任不固，不能制约经血。

3. 诊断与鉴别诊断：应与崩漏相鉴别。

4. 辨证论治：①气虚证：治宜补气固冲止血。②虚热证：治宜养阴清热止血。③血瘀证：治宜活血祛瘀止血。

第四节　经间期出血

1. 定义：两次月经中间，出现周期性少量阴道出血。

2. 病因病机：阴阳转化不协调，阴络易伤，损及冲任。

3. 诊断要点。

4. 辨证论治：①肾阴虚证：治宜滋肾养阴，固冲止血。②肾阳虚证：治宜补肾益阳，固冲止血。③湿热证：治宜清利湿热，固冲止血。④血瘀证：治宜化瘀和络，益肾止血。

5. 临证思路。

第五节　崩　漏

1. 定义：经血非时暴下不止或淋漓不尽，月经的周期、经期、经量均严重紊乱。

2. 病因病机：因肾虚、脾虚、血热、血瘀致冲任损伤，不能约制经血。

3. 诊断与鉴别诊断：应与月经先期、月经过多、经期延长、外伤性出血、生殖器肿瘤出血、全身性疾病等相鉴别，另与妊娠相关出血病证相鉴别。

4. 辨证论治：本着"急则治其标，缓则治其本"的原则，灵活地应用"塞流、澄源、复旧"治崩三法。①肾气虚证：治宜补肾益气，固冲止血。②肾阴虚证：治宜滋肾益阴，固冲止血。③肾阳虚证：治宜温肾助阳，固冲止血。④脾虚证：治宜补气摄血，固冲止崩。⑤虚热证：治宜滋阴清热，固冲止血。⑥实热证：治宜清热凉血，固冲止血。⑦血瘀证：治宜活血化瘀，固冲止血。

5. 临床思路。

6. 预后与预防。

第六节　月经后期

1. 定义：月经周期错后1周以上，甚至3~5个月一行，经期正常，连续2个月经周期以上。

2. 病因病机：精血不足或邪气阻滞，血海不能按时满溢。

3. 诊断与鉴别诊断：应与月经先后无定期、早孕相鉴别。

4. 辨证论治：①肾虚证：治宜温肾助阳，养血调经。②血虚证：治宜补血填精，益气调经。③虚寒证：治宜温经散寒，养血调经。④实寒证：治宜温经散寒，活血调经。⑤气滞证：治宜开郁行气，和血调经。

5. 预后与转归。

第七节　月经过少

1. 定义：月经周期正常，经量明显少于既往，不足2日，甚或点滴即净。

2. 病因病机：冲任气血不足，或冲任气血不畅，血海满溢不多。

3. 诊断与鉴别诊断：应与妊娠早期有阴道流血的妊娠病相鉴别。

4. 辨证论治：①肾虚证：治宜补肾益精，养血调经。②血虚证：治宜补血益气，养血调经。③血寒证：治宜温经散寒，活血调经。④血瘀证：治宜活血化瘀，理气调经。

5. 预后与转归。

第八节　闭　经

1. 定义：临床分原发性闭经、继发性闭经；生理性闭经、病理性闭经。

2. 病因病机：有虚实两端，虚者多为肾气不足，或肝肾虚损，或阴虚血燥，或脾胃虚弱，以致血海空虚，无血可下；实者则为气滞血瘀、痰湿阻滞冲任胞宫，血海阻隔，经血不得下行。

3. 诊断与鉴别诊断：应与妊娠相鉴别。

4. 辨证论治：以"虚则补而通之，实则泻而通之"为原则。①肾气亏虚证：治宜补肾益精，养血调经。②气血虚弱证：治宜补气健脾，养血调经。③阴虚血燥证：治宜养阴清热，润燥调经。④气滞血瘀证：治宜理气活血，祛瘀通经。⑤痰湿阻滞证：治宜化痰除湿，活血调经。

5. 临证思路。

6. 预后与转归。

第九节　月经先后无定期

1. 定义：月经周期提前或延后 7 天以上，连续 3 个周期以上。

2. 病因病机：主要因肝郁、肾虚致气血失调，血海蓄溢失常。

3. 诊断与鉴别诊断：应与崩漏相鉴别。

4. 辨证论治：①肝郁证：治宜疏肝理气调经。②肾虚证：治宜补肾调经。

第十节　痛　经

1. 定义：妇女正值经期或经行前后，出现周期性小腹疼痛，或痛引腰骶，甚则剧痛昏厥。

2. 病因病机："不通则痛"，或"不荣而痛"。

3. 诊断与鉴别诊断：与发生于经期的其他腹痛相鉴别。

4. 辨证论治：治则以调理冲任、胞宫气血为主，经期调血止痛治标，平时辨证求因治本。①气滞血瘀证：治宜理气行滞，化瘀止痛。②寒凝血瘀证：治宜温经散寒，化瘀止痛。③湿热瘀阻证：治宜清热除湿，化瘀止痛。④气血虚弱证：治宜益气养血，调经止痛。⑤肾气亏损证：治宜补肾益精，养血止痛。

5. 临证思路。

6. 预后与转归。

第十一节　月经前后诸证

1. 定义：每值经期或月经前后出现某些症状。

2. 病因病机：与月经前后气血变化有关。病因大多与肝郁、脾虚、肾虚、血虚、血热有关。

3. 辨证论治：重在使脏腑功能平衡，阴阳气血互济。

（1）经行乳房胀痛：①肝气郁结证：治宜舒肝解郁，理气止痛。②肝肾阴虚证：治宜滋肾养肝，疏肝止痛。

（2）经行头痛：①阴虚阳亢证：治宜滋阴潜阳，平肝止痛。②血瘀证：治宜活血化瘀，通窍止痛。③血虚证：治宜养血益气，和血止痛。

（3）经行口糜：①阴虚火旺证：治宜滋阴降火。②胃热熏蒸证：治宜清胃泻热。

（4）经行浮肿：①脾肾阳虚证：治宜温肾化气，健脾利水。②气滞证：治宜理气行滞，化湿消肿。

（5）经行泄泻：①脾虚证：治宜健脾益气，除湿止泻。②肾虚证：治宜温肾健脾，除湿止泻。

（6）经行风疹块：①血虚证：治宜养血

祛风。②风热证：治宜疏风清热。

（7）经行情志异常：①肝气郁结证：治宜舒肝解郁，养血调经。②痰火上扰证：治宜清热化痰，宁心安神。

第十二节 经行吐衄

1. 定义：每值经行前后或正值经期，出现周期性的吐血或衄血。

2. 病因病机：血热而冲气上逆，迫血妄行。

3. 诊断与鉴别诊断：与其他内科疾病相鉴别。

4. 辨证论治：①肝经郁火证：治宜清肝调经。②肺肾阴虚证：治宜滋阴养肺。

第十三节 绝经前后诸证

1. 定义：女性在绝经前后，伴随月经紊乱，烘热汗出，烦躁易怒，潮热面红，眩晕耳鸣，心悸失眠，腰背酸楚，面浮肢肿，皮肤蚁行样感，尿频失禁，情志不宁等与绝经有关的症状。

2. 病因病机：肾阴阳平衡失调。

3. 诊断与鉴别诊断：应与相似的内科疾病鉴别，异常子宫出血者应与子宫内膜癌、子宫颈癌等疾病相鉴别。

4. 辨证沦治：①肝肾阴虚证：治宜滋养肝肾，育阴潜阳。②肾虚肝郁证：治宜滋肾养阴，疏肝解郁。③心肾不交证：治宜滋阴降火，补肾宁心。④肾阴阳两虚证：治宜阴阳双补。

5. 临证思路。

6. 预后与预防。

第八章 带下病

【目的要求】

1. 掌握带下病的定义、病因病机、诊断

与鉴别诊断、辨证论治。

2. 了解带下病的预后转归。

【教学内容】

第一节 带下过多

1. 定义：带下量明显增多，色、质、气味异常，或伴全身或局部症状。

2. 病因病机：湿邪伤及任、带二脉，使任脉不固，带脉失约。

3. 诊断与鉴别诊断：赤带应与经间期出血、漏下相鉴别；赤白带或黄带应与阴疮、子宫黏膜下肌瘤相鉴别。

4. 辨证论治：①脾虚证：治宜健脾益气，升阳除湿。②肾阳亏虚证：治宜温肾培元，固涩止带。③湿热下注证：治宜清利湿热，健脾止带。④阴虚夹湿证：治宜补肾益阴，清热利湿。⑤热毒蕴结证：治宜清热解毒，除湿止带。

5. 临证思路。

6. 预后与预防。

第二节 带下过少

1. 定义：女子阴道内液体过少，以致不能润泽阴道，表现出带下过少，甚至全无，或伴阴道内干枯涩痛。

2. 病因病机：任带失养。

3. 诊断与鉴别诊断：注意了解卵巢功能。

4. 辨证论治：①肝肾亏损证：滋补肝肾、养血益精。②血枯瘀阻证：治宜补血益精，活血化瘀。

5. 临证思路。

6. 转归预后。

第九章 妊娠病

【目的要求】

1. 掌握妊娠病的定义、治疗原则；熟悉

妊娠病的发病机制与诊断。

2. 掌握妊娠恶阻、妊娠腹痛、胎漏、胎动不安、滑胎、胎萎不长的定义、病因病机、诊断与鉴别诊断、辨证论治及预后转归。

3. 了解子肿、子晕、子痫、子满、子淋的定义、病因病机、辨证论治。

【教学内容】

第一节　妊娠恶阻

1. 定义：妊娠早期出现严重的恶心呕吐、头晕厌食，甚则食入即吐。

2. 病因病机：冲气上逆，胃失和降。

3. 诊断与鉴别诊断：本病应与葡萄胎相鉴别。

4. 辨证论治：以调气和中、降逆止呕为主。①脾胃虚弱证：治宜健脾和胃，降逆止呕。②肝胃不和证：治宜清肝和胃，降逆止呕。③气阴两亏证：治宜益气养阴，和胃止呕。

5. 临证思路。

第二节　妊娠腹痛

1. 定义：妊娠期间出现小腹疼痛。

2. 病因病机：胞脉阻滞或失养，"不通则痛"或"不荣则痛"。

3. 诊断与鉴别诊断：与异位妊娠、胎动不安、堕胎、小产、妊娠合并急性阑尾炎鉴别。

4. 辨证论治：①血虚证：治宜健脾养血，止痛安胎。②气滞证：治宜舒肝解郁，止痛安胎。③虚寒证：治宜暖宫止痛，养血安胎。④血瘀证：治宜活血化瘀，补肾安胎。

5. 预后与预防。

第三节　胎漏、胎动不安

1. 定义：妊娠期间阴道少量流血，时作时止，或淋漓不断，而无腰酸腹痛、小腹坠胀者，称为"胎漏"。若同时伴有腰酸、腹痛或下腹坠胀者，称为"胎动不安"。

2. 病因病机：冲任损伤，胎元不固。

3. 诊断与鉴别诊断：注意排除子宫颈出血性疾病，与堕胎、小产、胎死不下、异位妊娠、葡萄胎相鉴别。

4. 辨证论治：①肾虚证：治宜补肾健脾，益气安胎。②气血虚弱证：治宜补气养血，固肾安胎。③血热证：治宜滋阴清热，养血安胎。④血瘀证：治宜化瘀养血，固肾安胎。

5. 临证思路。

6. 预后与转归。

第四节　滑胎

1. 定义：堕胎、小产连续发生 3 次或以上。

2. 病因病机：冲任损伤，胎元不固。

3. 诊断要点：依据病史。

4. 辨证论治：调理脾肾气血以固本，强调"预培其损"。①肾虚证：治宜补肾固冲，益气养血。②脾虚证：治宜健脾益气，固冲养血。③血热证：治宜养阴清热，固摄冲任。④血瘀证：治宜行气活血，消癥散结。

5. 临证思路。

6. 预后与转归。

第五节　胎萎不长

1. 定义：妊娠四五个月后，孕妇腹形明显小于相应妊娠月份，胎儿存活而生长迟缓。

2. 病因病机：母体气血不足。

3. 诊断要点。

4. 辨证论治：①脾肾不足证：治宜健脾温肾养胎。②气血虚弱证：治宜补益气血养胎。③阳虚宫寒证：治宜温肾扶阳，养血育胎。

5. 临证思路。

6. 预后与预防。

第六节 子肿、子晕、子痫

1. 定义：妊娠中晚期，肢体面目发生肿胀者，称为"子肿"；若出现头目晕眩，状若眩冒，甚者眩晕欲厥者，则称为"子晕"；若妊娠晚期、临产时，或新产后，突然发生眩晕倒仆，昏不知人，手足抽搐，两目上视，牙关紧闭，全身强直，少顷可醒，醒后复发，甚或昏迷不醒者，称为"子痫"。

2. 病因病机：子肿的主要病机为阳虚水泛，气滞湿阻；而子晕、子痫的主要病机以脏腑虚损、阴血不足为本，风、火、痰湿为标，阴虚阳亢发为子晕，肝风内动、痰火上扰发为子痫。

3. 子肿

（1）诊断与鉴别诊断：以妊娠合并慢性肾炎、妊娠合并心脏病相鉴别。

（2）辨证论治：①脾虚证：治宜健脾理气，利水消肿。②肾虚证：治宜补肾温阳，化气行水。③气滞证：治宜理气行滞，化湿消肿。

（3）临证思路。

（4）预后与预防。

4. 子晕

（1）诊断与鉴别诊断：与妊娠贫血、原发性高血压相鉴别。

（2）辨证论治：①阴虚肝旺证：治宜滋肾育阴，平肝潜阳。②脾虚肝旺证：治宜健脾利湿，平肝潜阳。③气血虚弱证，治宜益气养血。

（3）临证思路。

（4）预后与预防。

5. 子痫

（1）诊断与鉴别诊断：与妊娠合并癫痫

发作相鉴别。

（2）辨证论治：子痫为产科危急重症，应积极配合西医治疗，防治并发症，密切监测母胎状况，及时终止妊娠。①肝风内动证：治宜平肝息风，清热止痉。②痰火上扰证：治宜清热息风，豁痰开窍。

（3）临证思路。

（4）预后与预防。

第七节 子 满

1. 定义：妊娠五六个月后出现腹大异常，胸膈胀满，甚或遍身俱肿，喘不得卧。

2. 病因病机：脾胃虚弱或气滞湿郁。

3. 诊断与鉴别诊断：与多胎妊娠、巨大胎儿、胎儿畸形羊水过多相鉴别。

4. 辨证论治：①脾胃虚弱证：治宜健脾利湿，养血安胎。②气滞湿郁证：治宜理气行滞，利水除湿。

5. 临证思路。

6. 预后与预防。

第八节 子 淋

1. 定义：妊娠期间出现尿频、尿急、淋漓涩痛等症状。

2. 病因病机：膀胱积热，气化失司。

3. 诊断要点。

4. 辨证论治：①心火偏亢证：治宜清心泻火，润燥通淋。②湿热下注证：治宜清热利湿通淋。③阴虚津亏证：治宜滋阴清热，润燥通淋。

5. 临证思路。

6. 预后与预防。

第十章 产后病

【目的要求】

1. 掌握产后的定义、基本病机、治疗原

则；掌握"产后三审"。

2. 掌握产后腹痛、产后恶露不绝、产后发热的定义、病因病机、诊断与鉴别诊断、辨证论治及预后转归。

3. 了解产后乳汁异常、乳痈、产后身痛、产后自汗盗汗、产后大便难、产后小便异常、产后郁证的定义、病因病机、辨证论治。

【教学内容】

第一节　产后腹痛

1. 定义：产妇在产褥期内，发生与分娩或产褥有关的小腹疼痛。

2. 病因病机：气血运行不畅，不荣则痛或不通则痛。

3. 诊断与鉴别诊断：临床应与产后伤食腹痛、产褥感染、产后痢疾相鉴别。

4. 辨证论治：①血虚证：治宜补气养血，缓急止痛。②血瘀证：治宜活血理气，化瘀止痛。

5. 临证思路。

6. 预后与转归。

第二节　产后恶露不绝

1. 定义：产后血性恶露持续10天以上仍淋漓不尽。

2. 病因病机：冲任为病，气血运行失常。

3. 诊断与鉴别诊断：本病应与子宫黏膜下肌瘤、绒毛膜癌所致的出血相鉴别。

4. 辨证论治：①气虚证：治宜补气摄血固冲。②血热证：治宜养阴清热止血。③血瘀证：治宜活血化瘀止血。

5. 临证思路。

6. 预后与转归。

第三节　产后发热

1. 定义：产褥期内，出现发热持续不退，或突然高热寒战，并伴有其他症状。

2. 病因病机：与产后"多虚多瘀"密切相关。

3. 诊断与鉴别诊断：与产后淋证、乳痈、产后痢疾、产后中暑、蒸乳发热相鉴别。

4. 辨证论治：①感染邪毒证：治宜清热解毒，凉血化瘀。②外感风寒证：治宜养血祛风，疏解表邪。③外感风热证：治宜辛凉解表，疏风清热。④外感暑温证：治宜清暑益气，养阴生津。⑤血虚证：治宜补血益气。⑥血瘀证：治宜活血化瘀。

5. 临证思路。

6. 预后与转归。

第四节　产后乳汁异常

1. 缺乳

（1）定义：产后哺乳期内，产妇乳汁甚少或全无。

（2）病因病机：乳汁生化不足或乳络不畅。

（3）辨证论治：分清虚实，总以调理气血、通络下乳为主。①气血虚弱证：治宜补气养血，佐以通乳。②肝郁气滞证：治宜疏肝解郁，通络下乳。③痰浊阻滞证：治宜健脾化痰通乳。

（4）临证思路。

（5）转归与预后。

（6）预防与调摄。

2. 产后乳汁自出

（1）定义：产妇在哺乳期中，乳汁不经婴儿吸吮而自然溢出。

（2）病因病机：分虚实。虚者多为胃气不固，摄纳失常；实者多为肝郁化热，迫乳外溢。

（3）鉴别诊断：与乳泣及闭经泌溢乳综

合征相鉴别。

（4）辨证论治：①气虚失摄：治宜补气益血，佐以固摄。②肝经郁热：治宜疏肝解郁，清热敛乳。

（5）转归与预后。

（6）预防与调摄。

第五节 乳 痈

1. 定义：热毒入侵乳络而引起乳房痈肿。

2. 病因病机：乳汁郁积，肝郁胃热，感受外邪。

3. 诊断与鉴别诊断：应与乳岩相鉴别。

4. 辨证论治：①气滞热壅证：治宜疏肝清胃，通乳消肿。②热毒炽盛证：治宜清热解毒，托里透脓。③正虚毒恋证：治宜益气和营托毒。

5. 临证思路。

6. 预后与转归。

第六节 产后身痛

1. 定义：产褥期内，出现肢体或关节酸楚、疼痛、麻木、重着。

2. 病因病机：产后气血虚弱，风寒湿之邪乘虚而入，气血凝滞，"不通则痛"；产时耗伤肾气或经络失养，"不荣则痛"。

3. 鉴别诊断：与痹证、痿证相鉴别。

4. 辨证论治：①血虚证：治宜养血益气，温经通络。②风寒证：治宜养血祛风，散寒除湿。③血瘀证：治宜养血活血，化瘀祛湿。④肾虚证：治宜补肾养血，强腰壮骨。

5. 临证思路。

6. 转归与预后。

7. 预防与调摄。

第七节 产后自汗、盗汗

1. 定义：产妇在产褥期内，以汗出过

多，持续不止为主要症状。产后自汗多表现为产后涔涔汗出，持续不止，动则尤甚，甚则安静休养状态下亦汗出不止，里衣湿透；产后盗汗多表现为寐中汗出湿衣，醒来即止。

2. 病因病机：产后耗气伤血，气虚阳气不固，阴液外泄或阴虚内热，迫汗外出。

3. 诊断要点。

4. 辨证论治：①气虚证：治宜益气固表，和营止汗。②阴虚证：治宜益气生津，滋阴敛汗。

5. 临证思路。

6. 预防与预后。

第八节 产后大便难

1. 定义：妇女产后饮食正常而大便艰涩难出或数日不解。

2. 病因病机：血虚津亏，肠燥失润；或气虚失运，传导无力。

3. 诊断要点。

4. 辨证论治：①血虚津亏证：治宜养血滋阴，润肠通便。②气虚失运证：治宜益气养血，润肠通便。

5. 临证思路。

6. 预防与预后。

第九节 产后小便异常

1. 产后小便不通

（1）定义：新产后小便点滴而下，甚至闭塞不通，小腹胀急疼痛。

（2）病因病机：膀胱气化不利或膀胱气化受阻。

（3）诊断要点。

（4）辨证论治：①气虚证：治宜补气升清，化气行水。②肾虚证：治宜温补肾阳，化气行水。③气滞证：治宜理气行滞，行水利尿。④血瘀证：治宜活血化瘀，行气利水。

（5）临证思路。

（6）预后与预防。

2. 产后小便淋痛

（1）定义：产后出现小便频急，淋沥不尽，尿道涩痛，小腹拘急。

（2）病因病机：膀胱气化失司，水道不利。

（3）诊断要点。

（4）辨证论治：①湿热蕴结证：治宜清热利湿，通淋止痛。②肾阴亏虚证：治宜滋肾养阴，通淋止痛。③肝经郁热证：治宜疏肝清热通淋。

第十节　产后郁证

1. 定义：产妇在分娩后出现情绪低落、思维迟缓、兴趣降低、精神抑郁。

2. 病因病机：心脾两虚，心神失养；瘀血内阻，败血上攻，闭于心窍；肝气郁结，肝不藏魂，魂不守舍。

3. 诊断要点。

4. 辨证论治：①心脾两虚证：治宜健脾益气，养心安神。②瘀血内阻证：治宜活血祛瘀，镇静安神。③肝气郁结证：治宜疏肝解郁，镇静安神。

第十一章　妇科杂病

【目的要求】

1. 掌握不孕症、子宫肌瘤的定义、病因病机、诊断与鉴别诊断、辨证论治。

2. 熟悉慢性盆腔痛、子宫内膜异位症与子宫腺肌症、多囊卵巢综合征、乳癖的定义、病因病机、诊断与鉴别诊断、辨证论治。

3. 了解阴痒、阴疮的定义、病因病机、辨证论治。

【教学内容】

第一节　不孕症

1. 定义：夫妇双方有正常性生活，未避孕1年未孕。不孕症有原发性不孕和继发性不孕。

2. 病因病机：肾气不足，冲任气血失调。

3. 诊断要点：应结合男女双方全面检查以明确不孕的原因。

4. 辨证论治：①肾气虚证：治宜补肾益气，调补冲任。②肾阴虚证：治宜滋阴养血，调冲益精。③肾阳虚证：治宜温肾养血益气，调补冲任。④肝郁证：治宜疏肝解郁，养血理脾。⑤痰湿证：治宜燥湿化痰，调理冲任。⑥血瘀证：治宜活血化瘀，调理冲任。⑦湿热证：治宜清热燥湿，活血调经。⑧血虚证：治宜健脾养血，滋肾调经。

5. 临床思路。

6. 预后与预防。

第二节　慢性盆腔痛

1. 定义：非周期性、持续达6个月以上（也有认为达3个月以上），对非阿片类药物治疗无效的下腹部或腰骶部疼痛。

2. 病因病机：主要是冲任虚衰，胞脉失养，"不荣则痛"；冲任阻滞，胞脉失畅，"不通则痛"。

3. 诊断与鉴别诊断：应与急腹症、盆腔恶性肿瘤导致的癌性疼痛相鉴别。

4. 辨证论治：①湿热蕴结证：治宜清热利湿，化瘀止痛。②气滞血瘀证：治宜活血化瘀，理气止痛。③寒湿凝滞证：治宜祛寒除湿，化瘀止痛。④气虚血瘀证：治宜益气健脾，化瘀止痛。⑤肾虚血瘀证：治宜温肾助阳，活血止痛。

5. 临证思路。

6. 预后与预防。

第三节 子宫肌瘤

1. 定义：为女性生殖器官中最常见的一种良性肿瘤，由子宫平滑肌细胞增生而成。

2. 病因病机：多与正气虚弱，血气失调有关。

3. 诊断与鉴别诊断：应与生殖系统恶性肿瘤、子宫肌腺症相鉴别。黏膜下肌瘤当与子宫内膜息肉相鉴别，有蒂的浆膜下肌瘤当与卵巢肿瘤相鉴别。

4. 辨证论治：①气滞血瘀证：治宜行气活血，化瘀消癥。②痰湿瘀结证：治宜化痰除湿，活血消癥。③肾虚血瘀证：治宜补肾活血，消癥散结。

5. 临证思路。

第四节 子宫内膜异位症与子宫腺肌病

1. 定义：子宫内膜异位症是指子宫内膜组织（腺体和间质）在子宫腔以外的部位生长、浸润，反复出血，继而引发疼痛、不孕及结节或包块。子宫腺肌病是指子宫内膜腺体及间质侵入子宫肌层中，伴随周围肌层细胞的代偿性肥大和增生，形成弥漫病变或局限性病变。

2. 病因病机：与正气虚弱，血气失调有关。

3. 诊断与鉴别诊断：应与卵巢囊肿、盆腔炎、子宫肌瘤相鉴别。

4. 辨证论治：活血化瘀是基本治则。①气滞血瘀证：治宜理气活血，化瘀止痛。②寒凝血瘀证：治宜温经散寒、活血祛瘀。③瘀热互结证：治宜清热解毒，活血止痛。④痰瘀互结证：治宜化痰散结、活血祛瘀。⑤肾虚血瘀证：治宜益肾调经、活血祛瘀。

5. 其他疗法。

6. 临证思路。

7. 预后与预防。

第五节 多囊卵巢综合征

1. 定义：为青春期及育龄期妇女最常见的一种内分泌紊乱性疾病，以生殖功能障碍和糖代谢异常并存为特征。

2. 病因病机：肾-天癸-冲任-胞宫轴之功能失调，与肾、肝、脾三脏功能失常密切相关，而肾虚又是主要因素。

3. 诊断与鉴别诊断：应与肾上腺皮质增生或肿瘤、卵巢雄激素肿瘤、卵泡膜细胞增殖症相鉴别。

4. 辨证论治：青春期重在调经，育龄期以助孕为要。①肾虚证：治宜补肾调经。②脾虚痰湿证：治宜化痰除湿，通络调经。③气滞血瘀证：治宜行气活血，祛瘀通经。④肝经郁火证：治宜疏肝理气，泻火调经。

5. 临证思路。

6. 预后与预防。

第六节 乳癖

1. 定义：乳房有肿块，形状、大小、数量不一，边缘光滑，触之可移动，无压痛，可与月经周期相关。

2. 病因病机：与肾、肝、脾胃功能失调有关，其本在肾，其标在肝。

3. 诊断与鉴别诊断：应与乳岩鉴别。

4. 辨证论治：①肝气郁结证：治宜疏肝解郁，理气通络。②气郁痰凝证：治宜疏肝解郁，化痰散结。

5. 临证思路。

6. 预后与预防。

第七节 阴痒

1. 定义：妇女外阴及阴道瘙痒，甚或痒

痛难忍，或伴带下量多。

2. 病因病机：分虚实。实者多为肝经湿热或感染病虫；虚者多因肝肾阴虚，阴户失养。

3. 诊断要点。

4. 辨证论治：①肝经湿热证：治宜泻肝清热，除湿止痒。②湿虫滋生证：治宜清热利湿，解毒杀虫。③肝肾阴虚证：治宜调补肝肾，养血止痒。

5. 临证思路。

6. 预后与预防。

第八节　阴疮

1. 定义：妇人阴户生疮，局部红肿、热痛，或化脓腐烂，脓水淋漓，甚则溃疡如虫蚀，或者凝结成块，冷肿稀水，不能敛口，或者肿块位于阴道边侧，如有蚕茧。

2. 病因病机：热毒炽盛，或寒湿凝滞，侵蚀外阴肌肤。

3. 诊断要点。

4. 辨证论治：①热毒证：治宜清热解毒，活血化瘀。②寒湿证：治宜散寒除湿，活血散结。

5. 临证思路。

6. 预后与预防。

附录：

教学参考学时

教学内容	参考学时
总　　论	21
第一章　绪论	2
第二章　女性生殖解剖与生理	6
第三章　妇科疾病的病因病机	4
第四章　妇科疾病的诊法	4
第五章　妇科疾病的治法概要	4
第六章　预防与保健	1
各　　论	63
第七章　月经病	27
第八章　带下病	3
第九章　妊娠病	10
第十章　产后病	11
第十一章　妇科杂病	12
合　　计	84

《中医儿科学》教学大纲

前　言

"中医儿科学"是中医药学中重要的专业课程和核心课程。通过对该课程的学习，要求学生掌握中医儿科学的基本理论、基本知识和基本技能，主要内容包括小儿生理病理特点、生长发育与保健、临证概要，以及常见病、多发病的辨证论治等。在学习过程中需要注意，中医儿科学具有鲜明的中医学特色，区别于西医儿科学；具有鲜明的儿科学特色，区别于中医学的其他临床学科；具有鲜明的临床学科特色，区别于中医学的基础学科。

本课程以课堂讲授为主，应充分运用多媒体数字化技术手段，结合自学、讨论等形式，调动学生学习主动性和积极性，强化学生中医思维，注重培养其临证思辨能力，提高学生综合素质。本课程的课堂讲授以突出中医学特色为目的，重点介绍小儿常见病及多发病的中医诊断、病因病机及辨证施治等内容。

本课程参考学时为90学时。

教学要求和教学内容

上篇　中医儿科学基础

第一章　中医儿科学学术源流

【目的要求】

1. 掌握古代中医儿科学在各个历史时期的重大学术进步及其对中医学术发展的影响。

2. 熟悉中医儿科学形成与发展简史，各个历史时期对中医儿科学有突出贡献的医家及学术著作。

3. 了解现代中医儿科学在临床医疗、医学教育、科学研究方面的发展。

【教学内容】

第一节　古代中医儿科学发展概况

1. 中医儿科学的概念，中医儿科学与相关学科的联系和区别。

2. 中医儿科学在各个历史时期的学术进展及取得的重要成就。

3. 《黄帝内经》《伤寒杂病论》《诸病源候论》《备急千金要方》建立的学科基础；钱乙、陈文中对中医儿科学体系形成的突出贡献；曾世荣、薛铠、薛己、万全、张景岳、夏禹铸、陈复正、吴瑭等医家的学术建树。

第二节　现代中医儿科学发展成就

1. 介绍 1949 年以来中医儿科学在临床医疗、医学教育、科学研究方面的发展与成就。

2. 介绍中医儿科学国内外学术交流情况。

第二章　生理、病理、病因特点

【目的要求】

1. 掌握小儿生理、病理、病因特点及其对儿科临床的指导意义。

2. 掌握稚阴稚阳，纯阳，三不足、二有余，易虚易实、易寒易热的含义。

3. 了解随着社会的发展，小儿致病因素的变化。

【教学内容】

第一节　生理特点

1. 小儿生理特点的基本内容。

2. "稚阴稚阳"学说、"纯阳"学说及其理论指导价值。

3. 对"三不足、二有余"学说的正确认识和理解。

第二节　病理特点

1. 小儿病理特点的基本内容。

2. "易虚易实""易寒易热"学说的临床指导意义。

第三节　病因特点

1. 小儿常见的致病因素。

2. 不同致病因素与儿童临床易患病证相联系。

3. 随着社会的发展，儿童病因特点的变化。

第三章　生长发育与保健

【目的要求】

1. 掌握小儿年龄分期的方法，各年龄期的特点及其临床意义。

2. 掌握体格发育正常值及测定与计算方法。

3. 掌握婴儿期乳食喂养方法、辅食的添加原则。

4. 熟悉小儿生长发育的一般规律、影响因素及其临床意义。

5. 了解变蒸学说的含义及正确的认识。

6. 了解各年龄阶段保健的要点。

【教学内容】

第一节　年龄分期

1. 胎儿期、新生儿期、婴儿期、幼儿期、学龄前期、学龄期、青春期的分期方法。

2. 各年龄期的生理特点。

3. 小儿年龄分期对儿童保健和儿科疾病诊治及防护工作的意义。

第二节　生长发育

1. 小儿生长发育的规律。

2. 影响生长发育的因素。

3. 小儿体重、身长、头围、胸围、囟门、牙齿、呼吸、脉搏、血压生理常数及测定与计算方法，体格发育指标的临床意义。

4. 心理行为发育包括感知发育、运动发育、语言发育、性格发育的特点及其临床意义。

5. 介绍变蒸学说的基本内容及其价值。

第三节　儿童保健

1. 不同年龄分期儿童保健的要点及临床意义。

2. 婴儿期喂养方法及添加辅食的原则。

第四章　临证概要

【目的要求】

1. 掌握儿科四诊的内容及诊查方法，儿科诊法的特点。

2. 掌握儿科常用辨证方法及临床应用。

3. 掌握儿科治疗用药的特点。

4. 熟悉儿科常用内治法及临床应用。

5. 熟悉儿科外治法的操作及适应证。

6. 了解儿科特色诊法及临床应用。

7. 了解儿科治法运用与成人的不同。

【教学内容】

第一节　诊法概要

1. 儿科四诊与成人相比较在应用中的特点，现代四诊的扩充。

2. 望诊、闻诊、问诊、切诊操作技能，在儿科临床应用的方法。

3. 常见四诊诊查结果的临床意义。

4. 小儿察指纹的操作及临床指纹辨证纲领。

第二节　辨证概要

1. 八纲辨证、脏腑辨证、卫气营血辨证等辨证方法的儿科临床应用。

2. 诊法与辨证结合应用的要领。

第三节　治疗概要

1. 儿科治疗用药的特点。

2. 儿科常用内治法及其功能、适应证、选方示例。

3. 儿科常用药物外治法及其操作方法、适应证、应用示例。

4. 推拿疗法、针灸疗法、拔罐疗法等其他疗法的儿科应用。

5. 儿科多种治法配合应用的基本原则与方法。

下篇　中医儿科学临床

第五章　新生儿疾病

【目的要求】

1. 掌握新生儿黄疸的病因病机、辨证要

点及分证治疗。

2. 掌握生理性胎黄和病理性胎黄的区别。

3. 了解胎黄的预防。

4. 了解脐湿、脐疮、脐血、脐突的概念及其病因、治疗。

【教学内容】

第一节　新生儿黄疸

1. 新生儿黄疸的概念。

2. 新生儿生理性黄疸与病理性黄疸的诊断要点。

3. 病因为胎禀湿蕴，感受湿热，寒湿阻滞，气滞血瘀。病机是湿邪或湿热之邪蕴结，肝失疏泄，胆汁外溢，发为胎黄。病位在肝、胆、脾、胃。

4. 新生儿黄疸辨证思路：先辨阴阳属性，次辨轻重虚实。治疗原则：利湿退黄。

5. 分证论治：湿热郁蒸证治以清热利湿退黄，茵陈蒿汤加减；寒湿阻滞证治以温中化湿退黄，茵陈理中汤加减；瘀积发黄证治以化瘀消积退黄，血府逐瘀汤加减。

6. 新生儿黄疸其他疗法及预防调护。

第二节　脐部疾患

1. 脐湿、脐疮、脐血、脐突的概念。

2. 脐湿、脐疮、脐血、脐突的病因病机。

3. 脐湿、脐疮、脐血、脐突的诊断。

4. 脐湿、脐疮、脐血、脐突的辨证思路为辨常证与变证、辨轻重；收敛固涩，祛邪护脐为治疗原则。

5. 分证论治：脐湿治以收敛固涩、祛邪护脐，龙骨散加减；脐疮治以清热解毒、疏风祛邪，犀角消毒饮加减；脐血治以清热止血或益气温阳摄血，茜根散或归脾汤加减；

脐突予压脐外治法。

6. 其他治法及预防护理。

第六章 肺系病证

【目的要求】

1. 掌握感冒的诊断、辨证治疗，小儿感冒的特点。

2. 掌握咳嗽的诊断要点、辨证思路、小儿咳嗽分证论治。

3. 掌握肺炎喘嗽诊断要点、病因病机、常证的辨证论治。

4. 掌握哮喘的诊断与鉴别诊断，病因病机和辨证思路，发作期与缓解期的辨证论治。

5. 掌握反复呼吸道感染的诊断要点及辨证论治。

6. 熟悉感冒的病因病机，小儿感冒常见兼夹证的产生机理。

7. 熟悉肺炎喘嗽的概念、变证的辨证论治、其他疗法。

8. 熟悉哮喘的其他疗法。

9. 了解咳嗽的病因病机，儿科发病情况。

10. 了解反复呼吸道感染的病因病机。

【教学内容】

第一节 感 冒

1. 小儿感冒的发病特点。

2. 感受风邪、感受时邪的病因。肺卫失宣的病机。

3. 感冒的诊断；与急性传染病早期、急喉喑的鉴别。

4. 辨证论治：辨病邪、识兼证的辨证思路；疏风解表的基本治则。主证风寒感冒证治以辛温解表，荆防败毒散加减；风热感冒证治以辛凉解表，银翘散加减；暑邪感冒证治以清暑解表，新加香薷饮加减；时邪感冒证治以清热解毒，清瘟败毒饮加减。

5. 小儿感冒兼夹证夹痰、夹惊、夹滞的产生机理及其辨证论治。

6. 感冒中成药的辨证选用。

第二节 咳 嗽

1. 咳嗽的概念，与西医学病名的关系。

2. 外邪犯肺、痰浊内生、肺气亏虚、肺阴不足的常见病因。病位主要在肺。肺失宣降，肺气上逆为基本病机。

3. 咳嗽的诊断。

4. 辨外感内伤、辨寒热虚实（结合咳嗽的声音、咳痰性状及咳嗽多发时间辨别）的辨证思路；宣肺止咳的基本治则。分证论治：风寒咳嗽证治以散寒宣肺；风热咳嗽证治以解热宣肺；痰热咳嗽证治以清肺化痰；痰湿咳嗽证治以化痰燥湿；气虚咳嗽证治以健脾补肺，益气化痰；阴虚咳嗽证治以养阴润肺，兼清余热。各证的常用方及类方。

5. 咳嗽中成药的辨证选用。

第三节 肺炎喘嗽

1. 肺炎喘嗽的概念，主证，儿科临床发病情况。

2. 肺炎喘嗽的临床诊断。

3. 感受风邪为外因，正气不足为内因。常证风寒、风热、痰热、痰浊闭肺，阴虚肺热、肺脾气虚导致肺气闭郁、宣肃失司的病机；变证心阳虚衰、邪陷厥阴的产生机理。肺炎喘嗽常证与变证的演变与转化。

4. 辨常证与变证、辨寒热、辨虚实的辨证思路；开肺化痰的基本治则。分证论治：常证风寒闭肺证治以辛温开闭，宣肺止咳；风热闭肺证治以宣肺清热，化痰开闭；痰热闭肺证治以清热涤痰，开肺定喘；毒热闭肺证治以清热解毒，泻肺开闭；阴虚肺热证治以养阴清热，润肺止咳；肺脾气虚证治以补肺健脾，益气化痰。变证心阳虚衰证治以益气温阳，救逆固脱；邪陷厥阴证治以清热泻火，平肝息风。各证的常用方药。

5. 肺炎喘嗽的其他疗法及预防护理。

第四节 哮 喘

1. 哮喘的概念。

2. 哮喘发病内因为肺、脾、肾不足，痰饮内伏，以及先天禀赋遗传因素，此为哮喘的宿根；感受外邪、接触异物、饮食不慎、情志失调以及劳倦过度等是其诱发因素。病位主要在肺，基本病机为痰饮内伏，遇外因感触而发。

3. 哮喘的诊断，与咳嗽、肺炎喘嗽的鉴别诊断。

4. 哮喘的辨证思路：从寒热虚实和肺脾肾三脏辨发作期和缓解期，辨轻重险逆。哮喘发作期当攻邪以治其标，缓解期当扶正以治其本。分证论治：发作期寒性哮喘治以温肺散寒，化痰定喘；热性哮喘治以清肺化痰，止咳平喘；外寒内热证治以散寒清里，降气平喘；肺实肾虚证治以泻肺平喘，补肾纳气。缓解期肺脾气虚证治以补肺健脾，止咳化痰；脾肾阳虚证治以温补脾肾，纳气培元；肺肾阴虚证治以补肾敛肺，养阴纳气。各证相应的常用方药。

5. 哮喘的其他疗法及预防护理。

第五节 反复呼吸道感染

1. 反复呼吸道感染的概念，诊断要点。

2. 反复呼吸道感染的病因病机。病因包括禀赋不足、喂养不当、用药不当、调护失宜、素禀体热等。病位在肺脾肾。病机责之于虚实两端：虚为正气不足，卫外不固；实

为邪热内伏，遇感乃发。

3. 反复呼吸道感染辨虚实、辨脏腑的辨证思路；以虚证为主、补虚为要的治疗原则。

4. 分证论治：肺脾气虚证治以健脾补肺；气阴两虚证治以益气养阴；肺胃实热证治以清泻肺胃。各证的常用方药。

5. 反复呼吸道感染的其他疗法及预防护理。

第七章 脾系病证

【目的要求】

1. 掌握小儿呕吐、便秘、腹痛、厌食、积滞的辨证论治。

2. 掌握泄泻的病因病机、辨证思路、治疗原则、各证的辨证要点、治法方药。

3. 掌握疳证的定义、辨证思路、治疗原则、主证的分证治疗。

4. 掌握厌食、积滞与疳证的区别与联系。

5. 了解小儿呕吐的常见病因病机，呕吐和溢乳及其他疾病中出现呕吐的区别。

6. 熟悉腹痛的病因病机、诊断与鉴别诊断和其他疗法。

7. 熟悉泄泻的概念和常见变证的辨证治疗；小儿泄泻的发病特点，易于产生变证的机理。

8. 了解厌食、积滞的概念、病因病机、诊断及其他疗法。

9. 了解疳证的概念、病因病机、兼证的分证治疗及疳证的调护。

10. 了解便秘的病因病机、其他疗法与预防护理。

【教学内容】

第一节 呕 吐

1. 呕吐证的概念，呕吐证和溢乳的区

别，呕吐证和其他疾病中出现呕吐症状的鉴别。

2. 呕吐以乳食不节，脾胃寒滞，感受外邪为病因。病位在胃，与肝脾相关。病机为胃失和降，胃气上逆。

3. 呕吐的诊断及鉴别诊断。

4. 呕吐的辨病因、辨虚实的辨证思路；和胃降逆的基本治则。

5. 分证论治：乳食积滞证治以消食导滞，和胃止呕；脾胃虚寒治以温中散寒，和胃降逆；胃热气逆证治以清热泻火，和胃降逆；肝气犯胃治以疏肝理气，和胃降逆。各证的治疗常用方及类方。

6. 呕吐的推拿、针灸治疗及预防护理。

第二节　泄　泻

1. 泄泻的概念。

2. 泄泻诊断要点，与痢疾的鉴别诊断。

3. 感受外邪、内伤饮食、脾胃虚弱为病因；病位主要在脾；湿浊为主要病理因素；病机关键为脾困湿盛。泄泻变证的发生机理。

4. 根据患儿病史、大便性状及伴随症状辨寒热虚实，从大便、小便、精神、饮食及体征辨轻重的辨证思路；运脾化湿的基本治则。

5. 分证论治：常证伤食泻治以消食化滞，运脾和胃；风寒泻治以疏风散寒，化湿和中；湿热泻治以清肠解热，化湿止泻；脾虚泻治以健脾益气，助运止泻；脾肾阳虚泻治以温补脾肾，固涩止泻。变证气阴两伤证治以益气养阴，酸甘敛阴；阴竭阳脱证治以挽阴回阳，救逆固脱。各证相应的治疗常用方及类方。

6. 泄泻的推拿、针灸、外治疗法及预防护理。

第三节　便　秘

1. 便秘的概念。

2. 饮食失调、情志失调、燥热内结、气血亏虚为病因。病位在大肠。病机是大肠传导失常。

3. 小儿便秘的诊断及鉴别诊断。

4. 便秘辨虚实、辨寒热的辨证思路。治疗原则为实证以疏导通利为主，常用通腑清热、疏肝理气、消积导滞之法；虚证以扶正为先，常用健脾益气、滋阴养血、润肠通便、温阳益肾等法。

5. 分证论治：乳食积滞证治以消积导滞，清热通便；燥热内结证治以清热导滞，润肠通便；气机郁滞证治以疏肝理气，导滞通便；气血亏虚证治以补气养血，润肠通便。各证的治疗常用方及类方。

6. 便秘的其他疗法及预防护理。

第四节　腹　痛

1. 腹痛证的概念。腹痛疾病和其他疾病中出现腹痛症状的鉴别。

2. 腹痛以感受寒邪、乳食积滞、脏腑虚冷、气滞血瘀为病因，病机为气机不利。

3. 腹痛的诊断及鉴别诊断。

4. 腹痛辨病因、辨虚实的辨证思路；调理气机，疏通经脉的基本治则。

5. 分证论治：乳食积滞证治以消食导滞，理气止痛；腹部中寒证治以温中散寒，理气止痛；脏腑虚冷证治以温中补虚，理气止痛；气滞血瘀证治以活血化瘀，理气止痛。各证的治疗常用方药及类方。

6. 腹痛的推拿、针灸、外治疗法及预防护理。

第五节　厌　食

1. 厌食的概念，发病情况。

2. 喂养不当、病后失调、先天禀赋不足、情志失调为病因；病位在脾胃；病机关键为脾运失健。

3. 厌食的诊断；与疰夏、积滞、疳证的鉴别。

4. 根据病程和临床表现辨虚实的辨证思路；运脾开胃的基本治疗原则。

5. 分证论治：脾运失健证治以运脾开胃；脾胃气虚证治以健脾益气；脾胃阴虚证治以养阴和胃。各证的常用方药。

6. 厌食的其他疗法及饮食调护。

第六节　积　滞

1. 积滞的概念，发病情况。

2. 喂养不当为病因；病位在脾胃；病机关键为乳食停聚中焦，积而不化，气滞不行。

3. 积滞的诊断。

4. 根据病史、病程、伴随症状辨别积滞虚实的辨证思路；消食导滞的基本治则。

5. 分证论治：乳食内积证治以消食化积，导滞和中；脾虚夹积证治以健脾助运，消食化积。各证的常用方药。

6. 积滞的中药成药、推拿疗法及预防护理。

第七节　疳　证

1. 疳证的概念，发病情况。

2. 疳证的常见病因有喂养不当、疾病影响、先天禀赋不足；病位在脾胃；病机为脾胃虚损，气血津液亏耗。疳证日久，累及其他脏腑而出现诸多兼证的病机。

3. 疳证的诊断；与厌食、积滞的鉴别诊断。

4. 疳证辨病因、辨轻重、辨脏腑的辨证思路；健运脾胃的基本治则，以及疳气以和为主，疳积以消为主或消补兼施，干疳以补

为主的具体治疗。

5. 分证论治：主证疳气证治以启脾助运，化湿和中；疳积证治以消积理脾，消食导滞；干疳证治以补益气血，以复化源。兼证眼疳证治以养血柔肝，滋阴明目；口疳证治以清心泻火，滋阴生津；疳肿胀治以温阳运脾，利水消肿。各证常用方药。

6. 疳证的中药成药、推拿疗法及预防护理。

第八章　心肝系病证

【目的要求】

1. 掌握夜啼的病因病机及辨证论治。

2. 掌握病毒性心肌炎的诊断、病因病机及辨证论治。

3. 掌握儿童多动症及抽动症的概念、鉴别诊断、病因病机及辨证论治。

4. 掌握自闭症的概念及辨证论治。

5. 掌握惊风的四证八候，急惊风、慢惊风的鉴别，病因病机及辨证论治。

6. 掌握癫痫的病因病机，诊断与鉴别诊断，辨证论治。

7. 熟悉惊风常见的疾病，急惊风的处理，预防护理。

8. 熟悉癫痫的概念，癫痫持续状态的处理，其他疗法及预防护理。

9. 了解夜啼的概念、诊断、预防护理。

10. 了解病毒性心肌炎的概念、鉴别诊断、预防护理。

11. 了解多动症、抽动症、自闭症的诊断、其他疗法及预防护理。

【教学内容】

第一节　夜　啼

1. 夜啼的概念。

2. 脾虚中寒、心经蕴热及暴受惊恐为病因。病位主要在心、脾。

3. 生理性啼哭与病理性啼哭的鉴别。

4. 从哭声的强弱、持续时间、兼症的属性辨别寒热虚实的辨证思路；温脾、清心和镇惊为主的治疗原则。

5. 分证论治：脾虚中寒证治以温脾散寒，理气止痛；热扰心经证治以清心导赤，泻火除烦；暴受惊恐证治以镇惊安神。

6. 夜啼的其他疗法及预防护理。

第二节 病毒性心肌炎

1. 病毒性心肌炎的概念、发病情况及预后。

2. 病毒性心肌炎的发病内因为正气亏虚，外因为感受风热或湿热邪毒。病位主要在心，瘀血、痰浊为主要病理因素。

3. 病毒性心肌炎的诊断要点及与风湿性心肌炎的鉴别诊断。

4. 辨虚实、辨别轻重的辨证思路；调和气血、扶正祛邪的基本治疗原则。

5. 分证论治：风热犯心证治以疏风清热，宁心安神；湿热侵心证治以清热化湿，宁心安神；痰瘀阻络证治以豁痰化瘀，宁心通络；气阴亏虚证治以益气养阴，宁心复脉；心阳虚弱证治以温振心阳，养心复脉。各证的常用方药。

6. 病毒性心肌炎的其他疗法及预防护理。

第三节 儿童多动症

1. 多动症的概念，发病情况。

2. 先天禀赋不足，或后天失于护养，教育不当，环境影响，外伤瘀滞，情志失调为病因。病位主要责之于心、肝、脾、肾。病机关键在于脏腑功能失常，阴阳平衡失调。

3. 多动症的诊断要点；与正常顽皮儿童、儿童抽动症的鉴别诊断。

4. 辨脏腑、辨虚实、辨阴阳的辨证思路；泻实补虚、调和脏腑、平衡阴阳的基本治则。

5. 分证论治：心肝火旺证治以清心平肝，安神定志；痰火内扰证治以清热泻火，豁痰宁心；肝肾阴虚证治以滋阴潜阳，宁神益智；心脾两虚证治以养心安神，健脾益智。各证的常用方药及有关类方。

6. 儿童多动症的其他疗法及预防护理。

第四节 儿童抽动症

1. 抽动症的概念，发病情况。

2. 先天禀赋不足、产伤、窒息、感受外邪、情志失调为病因；病位主要在肝，与心、脾、肾密切相关。肝风内动是本病的主要病理特征。

3. 抽动症的诊断要点；与风湿性舞蹈症、癫痫肌阵挛、儿童多动症、习惯性抽搐的鉴别诊断。

4. 以八纲辨证为主，重在辨阴、阳、虚、实的辨证思路；平肝息风的基本治疗原则。

5. 分证论治：风邪犯肺治以宣肺解表，平肝息风；肝亢风动治以平肝潜阳，息风止痉；痰火扰神治以清热化痰，宁心安神；脾虚痰聚治以健脾柔肝，行气化痰；脾虚肝亢治以缓肝理脾，息风止抽；阴虚风动治以滋阴养血，柔肝息风。各证的常用方药。

6. 儿童抽动症的其他疗法及预防护理。

第五节 自闭症

1. 自闭症的概念，发病情况。

2. 孕母调摄失宜，精血亏虚，孕胎禀赋不足为先天因素。分娩难产或胎吸、产钳等工具使用不当，直接损伤元神之腑；或喂养不当，长期营养不良；或缺乏教养；或外界环境影响等为后天因素。病位在脑，同心、肝、脾、肾四脏有密切联系。

3. 自闭症的诊断要点，与阿斯伯格综合征、Rett综合征、儿童精神发育迟滞的鉴别诊断。

4. 辨虚实的辨证思路；调补心肝脾肾、醒脑开窍的基本治疗原则。

5. 分证论治：心肝火旺治以清心平肝，安神定志；痰蒙心窍治以豁痰宁心，醒脑开窍；心脾两虚治以健脾益气，养心安神；肾精不足治以滋补肝肾，填精益髓。各证的常用方药及类方。

6. 自闭症的其他疗法及预防护理。

第六节 惊 风

1. 惊风的概念，急惊风、慢惊风的鉴别，惊风四证八候，发病情况，与西医学疾病的关系。

2. 急惊风三大主要表现及四证。

3. 急惊风外感风热、疫毒、惊恐为病因；病位主要在心肝；邪陷厥阴，蒙蔽心窍，引动肝风为病机。

4. 急惊风的诊断要点及与癫痫的鉴别诊断。

5. 急惊风根据惊风发作次数、持续时间、发作后状态辨轻重，根据发病季节、年龄、病史、致病特点、原发病表现等辨病邪的辨证思路；豁痰、清热、息风、镇惊的基本治则。

6. 急惊风分证论治：外感风热证治以疏风清热，息风镇惊；温热疫毒证治以平肝息风，清心开窍；暑热疫毒证治以清热祛暑，开窍息风；湿热疫毒证治以清热化湿，解毒息风；暴受惊恐证治以镇惊安神，平肝息风。各证的常用方药。

7. 急惊风的其他疗法及预防护理。

8. 慢惊风的临床表现。大病、久病，如暴吐、暴泻，久吐、久泻等为病因。病位在脾、肾、肝，病性以虚为主。病机关键为脾胃虚弱，土虚木亢；或脾肾阳虚，失于温煦；或热病伤阴，不能濡养筋脉。

9. 慢惊风的诊断要点；与以慢惊风为表现的癫痫、先天性代谢病或水电解质紊乱、颅内非感染性疾病的鉴别。

10. 慢惊风多属虚证，辨脏腑，分阴阳的辨证思路；治疗以补虚治本为主的基本原则。

11. 慢惊风分证论治：脾虚肝旺证治以温中补虚，缓肝理脾；脾肾阳虚治以温补脾肾，回阳救逆；阴虚风动证治以育阴潜阳，滋水涵木。各证常用方药。

12. 慢惊风的其他疗法及预防护理。

第七节 癫 痫

1. 癫痫的概念，发病情况。

2. 癫痫的病因包括胎中受惊、胎产受损和胎禀不足的先天因素；痰浊内伏、惊风频发、饱受惊恐、外伤血瘀的后天因素；感受外邪，饮食不当，过度劳累，睡眠不足，视听觉刺激，情志失调，精神紧张等诱发因素。本病病位在心肝脾肾，病机关键为痰气逆乱，蒙蔽心窍，内乱神明，外闭经络，引动肝风，发为癫痫。病程迁延或失治误治，易致脏腑虚损，加重癫痫发作，并出现认知、精神等功能障碍的病机。

3. 癫痫的诊断要点；与热性惊厥、晕厥的鉴别诊断。

4. 根据发作次数、持续时间、发作间隔

时间、抽搐程度、意识丧失时间、脑电图异常程度及影像学检查分轻重；根据病史及临床表现辨惊、风、痰、瘀、虚之病因的辨证思路。分标本虚实，频繁发作者治标为主，着重豁痰息风、开窍定痫；病久致虚者，以治本为重，或健脾化痰，或益肾填精。

5. 分证论治：惊痫证治以镇惊安神；风痫证治以息风止痉；痰痫证治以豁痰开窍；瘀痫证治以活血息风；脾虚痰盛证治以健脾化痰；肾精亏虚证治以益肾填精。各证常用方药。

6. 癫痫的其他疗法及预防护理。

第九章　肾系病证

【目的要求】

1. 掌握尿频、遗尿的病因病机、辨证论治。

2. 掌握水肿的概念；基本病因病机，变证发生的机制；辨证思路和分证论治。

3. 掌握血尿的病因病机、诊断要点、辨证论治。

4. 掌握五迟五软的概念、辨证论治。

5. 熟悉水肿的诊断要点、鉴别诊断、预防护理。

6. 了解尿频、遗尿的概念、诊断、其他疗法及预防护理。

7. 了解血尿的概念、鉴别诊断、预防护理。

8. 了解五迟五软与西医学病名的关系、诊断要点、其他疗法及预防护理。

【教学内容】

第一节　尿频

1. 尿频的概念，与西医学病名的关系。

2. 尿频的外因责之湿热，内因责之脾肾亏虚，病位在肾与膀胱，湿热内蕴、脾肾气虚是其主要病理改变。病机为湿热之邪蕴结下焦，或脾肾气虚，使膀胱气化功能失常所致；也有病久不愈损伤肾阴致阴虚内热者。

3. 尿路感染与神经性尿频的诊断要点；与石淋、消渴的鉴别诊断。

4. 尿频辨虚实的辨证思路；清利湿热、温补脾肾或滋阴清热的治疗法则。

5. 分证论治：湿热下注证治以清热利湿，通利膀胱；脾肾两虚证治以温补脾肾，升提固摄；阴虚内热证治以滋阴补肾，清热降火。各证常用方药。

6. 尿频的其他疗法及预防护理。

第二节　遗尿

1. 遗尿的概念，发病情况。

2. 下元虚寒、肺脾气虚、心肾失交及肝经湿热为病因。病位主要在膀胱，与肾、脾、肺、心密切相关。膀胱约束不利为病机。

3. 遗尿的诊断要点；与热淋的鉴别。

4. 虚实寒热的辨证思路；固涩止遗为主的治疗原则。

5. 分证论治：下元虚寒治以温补肾阳，固涩止遗；肺脾气虚治以健脾补肺，固摄止遗；心肾不交治以清心滋肾，安神固脬；肝经湿热治以清热利湿，缓急止遗。各证常用方药。

6. 遗尿的其他疗法及预防护理。

第三节　水　肿

1. 水肿的概念，与西医学疾病的关系。

2. 水肿的外因为感受风邪、水湿或疮毒内侵；内因主要是肺、脾、肾三脏水液调节失常。阳水及阴水的病机。水肿发生变证的机制。

3. 阴水与阳水的诊断要点。营养不良性

水肿、心性水肿、肝性水肿的鉴别。

4. 辨水肿性质、辨浮肿部位、辨常证与变证的辨证思路。治疗原则以邪实为主者宜发汗、利水、消肿、清热解毒。病久正气虚弱宜标本兼治，攻补兼施。

5. 分证论治：常证风水相搏治以疏风解表，利水消肿；湿热内侵治以清热解毒，利水消肿；肺脾气虚治以健脾益气，利水消肿；脾肾阳虚治以温肾健脾，利水消肿；气阴两虚治以益气养阴，利水消肿。变证水凌心肺治以温阳逐水，泻肺宁心；邪陷心肝治以平肝息风，泻火利水；水毒内闭治以辛开苦降，辟秽解毒。各证常用方药及相关类方。

6. 水肿的其他疗法及预防护理。

第四节　血　尿

1. 血尿的概念，中医所属，与西医疾病的关系。

2. 血尿风热犯肺、湿热蕴结、疮毒内侵为外因；阴虚火旺、气不摄血、气阴两虚、瘀血阻滞为内因。病位在肾与膀胱，亦可涉及五脏。病机关键为肾与膀胱脉络损伤，血不归经，溢于水道而致血尿。

3. 血尿的诊断要点；与血淋、石淋、外伤血尿的鉴别诊断。

4. 辨病位、辨外感内伤、辨虚实、辨阴阳的辨证思路。治疗原则实证以祛邪为主，在疏风清热、清热利湿、泻火解毒的基础上佐以凉血止血；虚证以扶正为主，在养阴、益气，或气阴双补的基础上，分别配合凉血止血、摄血止血之法。虚中夹实之证，则应扶正祛邪兼顾。

5. 分证论治：风邪犯肺治以疏风宣肺，清热止血；湿热内侵治以清热利湿，凉血止血；阴虚火旺治以滋阴降火，凉血止血；脾

不统血治以补脾摄血；肾气不固治以补肾益气，固摄止血。各证常用方药。

6. 血尿的其他疗法及预防护理。

第五节　五迟五软

1. 五迟五软的概念，与西医学疾病的关系。

2. 病因包括先天禀赋不足及后天调摄失宜。正虚和邪实的病机：正虚是肝肾心脾不足，气血虚弱，精髓不充；邪实为痰瘀阻滞心经脑络，心脑神明失主所致。

3. 五迟五软的诊断要点。

4. 辨脏腑、辨病因、辨轻重的辨证思路；扶正补虚为主的基本治则；口服药、针灸推拿疗法、教育及功能训练等综合措施。

5. 分证论治：肝肾亏损治以补肾填髓，养肝强筋；心脾两虚治以健脾养心，补益气血；痰瘀阻滞治以涤痰开窍，活血通络。各证常用方药。

6. 治疗本病的推拿疗法、针灸等其他疗法及预防护理。

第十章　传染病

【目的要求】

1. 掌握麻疹的概念，诊断，麻疹顺证、逆证的辨证，治疗原则及分证论治。

2. 掌握风疹的概念，诊断，辨证论治。

3. 掌握猩红热的概念，病因病机，诊断要点，与麻疹、风疹、幼儿急疹的鉴别，辨证论治。

4. 掌握水痘的概念，病因病机，诊断要点，辨证论治。

5. 掌握手足口病的概念，诊断要点，与水痘的鉴别，辨证论治。

6. 掌握流行性腮腺炎的病因病机，诊

断、内治、外治相结合的治疗原则，常证与变证的辨证论治。

7. 掌握百日咳的概念，诊断，辨证论治。

8. 了解麻疹的发病情况，病因病机，预防护理。

9. 了解奶麻的临床特征及病因病机、治疗原则。

10. 了解风疹的发病情况，与药疹的鉴别，预防护理。

11. 了解猩红热的发病情况，预后及预防护理。

12. 了解水痘的发病情况，预防护理。

13. 了解手足口病的发病情况，病因病机，预防护理。

14. 了解流行性腮腺炎的概念，发病情况，预防护理。

15. 了解百日咳的发病情况，病因病机，预防护理。

【教学内容】

第一节 麻 疹

1. 麻疹的概念，发病情况。

2. 感受麻疹时邪为病因。病位在肺脾，可累及心肝。基本病机为麻毒侵犯肺脾，肺脾热炽，外发肌肤。其病机有顺证、逆证之分。

3. 麻疹的诊断要点。

4. 麻疹首辨顺证、逆证，顺证按初热期、见形期、恢复期三期辨证，逆证按在肺、在喉、在心肝进行脏腑辨证。麻疹顺证以辛凉透疹解毒为基本法则，逆证的治疗以透疹、解毒、扶正为基本原则。

5. 分证论治：顺证邪犯肺卫证治以辛凉透表，清宣肺卫；邪炽肺胃证治以清热解毒，透疹达邪；肺胃阴伤证治以养阴益气，清解余邪。逆证邪毒闭肺证治以清热解毒，宣肺开闭；邪毒攻喉证治以清热解毒，利咽消肿；邪陷心肝证治以平肝息风，清心开窍。各证常用方药。

6. 麻疹的外治疗法与预防护理。

【附】奶麻

1. 奶麻的概念，中西医病名，发病情况。

2. 奶麻的病因，临床表现，治疗原则。

第二节 风 疹

1. 风疹的概念，发病情况，预后。

2. 感受风疹时毒为病因，病位在肺卫。病机关键为邪毒从口鼻而入，郁于肺卫，蕴于肌腠，与气血相搏，邪毒外泄，发于肌肤。

3. 风疹的诊断要点；与药物疹的鉴别。

4. 辨别证候轻重的辨证思路；疏风清热解毒的治疗原则。

5. 分证论治：邪犯肺卫证治以疏风解热透邪；邪入气营证治以清气凉营解毒。各证常用方药。

6. 其他疗法及预防护理。

第三节 猩红热

1. 猩红热的概念，中医病名，发病情况，预后。

2. 猩红热的病因为感受猩红热时邪。病变部位主要在肺胃，可累及心肝肾。基本病机为邪侵肺卫，毒炽气营，外透肌肤，疹后可致肺胃阴伤。病程中可见心悸、痹证、水肿等证候。

3. 猩红热的诊断要点；与麻疹、幼儿急疹、风疹的鉴别诊断。

4. 辨卫气营血，辨轻证重证、常证变证的辨证思路；清热解毒，清利咽喉的基本治疗原则。

5. 分证论治：邪侵肺卫证治以辛凉宣透，清热利咽；毒炽气营证治以清气凉营，泻火解毒；疹后阴伤证治以养阴生津，清热润喉。各证常用方药。

6. 猩红热的其他疗法及预防护理。

第四节　水　痘

1. 水痘的概念，发病情况。

2. 感受水痘时毒为病因。病位主要在肺脾。湿热为主要病理因素。病机关键为毒热与内湿相搏，外发肌肤。

3. 水痘的诊断要点；与脓疱疮的鉴别诊断。

4. 辨轻重的辨证思路；清热解毒，佐以利湿的基本治则。

5. 分证论治：邪郁肺卫证治以疏风清热解毒，佐以利湿；气营两燔证治以清热凉营解毒，佐以利湿。各证常用方药。

6. 其他疗法及预防护理。

第五节　手足口病

1. 手足口病的概念，发病情况。

2. 手足口病外感手足口病时邪为病因。病位在肺脾。病机为湿毒内侵肺脾，外透肌表而致。

3. 手足口病的诊断要点；与水痘、疱疹性咽峡炎的鉴别诊断。

4. 从病程、疱疹多少及临床伴随症状辨轻重的辨证思路；清热祛湿解毒的基本治则。

5. 分证论治：邪犯肺脾证治以宣肺解表，清热化湿；湿热蒸盛证治以清热凉营，解毒祛湿。各证的治疗常用方药及类方。

6. 其他疗法及预防护理。

第六节　流行性腮腺炎

1. 流行性腮腺炎的概念，中医病名，发

病情况及预后。

2. 感受风温邪毒为病因。病变部位在足少阳胆经和足厥阴肝经。主要病机为邪毒壅阻足少阳经脉，与气血相搏，凝滞于耳下腮部。

3. 流行性腮腺炎的诊断要点；与化脓性腮腺炎的鉴别诊断。

4. 以经络辨证为主，同时可根据患儿全身及局部症状辨常证、变证的辨证思路；清热解毒，软坚散结的基本治则。

5. 分证论治：常证邪犯少阳证治以疏风清热，散结消肿；热毒壅盛证治以清热解毒，软坚散结。变证邪陷心肝证治以清热解毒，息风开窍；毒窜睾腹证治以清肝泻火，活血止痛。各证常用方药。

6. 流行性腮腺炎的其他疗法及预防护理。

第七节　百日咳

1. 百日咳的概念，临床发病情况。

2. 感受百日咳杆菌时邪为病因。病位在肺，重症可内陷心肝。主要病机为痰火胶结气道，肺气上逆。

3. 百日咳的诊断要点；与支气管炎，肺炎，气管、支气管异物的鉴别。

4. 从痉咳程度、时间、次数来辨轻重的辨证思路；泻肺清热、化痰降逆的基本治则。

5. 分证论治：邪犯肺卫证治以疏风宣肺，化痰止咳；痰火阻肺证治以化痰降逆，泻肺清热；气阴耗伤证治以益气养阴，润肺止咳。各证常用方药及相关类方。

6. 百日咳的中成药及预防护理。

第十一章　皮肤疾病

【目的要求】

1. 掌握脓疱疮的诊断要点，与水痘、丘

疹样荨麻疹的鉴别，分证论治。

2. 掌握荨麻疹的病因病机，诊断要点，与丘疹性荨麻疹、阑尾炎的鉴别，辨证论治。

3. 掌握尿布疹的外治疗法及预防护理。

4. 掌握湿疹的诊断要点，与脓疱疮的鉴别，辨证论治。

5. 掌握乳痂的诊断要点，与湿疹的鉴别，辨证论治。

6. 掌握接触性皮炎的诊断要点，与急性湿疹、颜面丹毒的鉴别，辨证论治。

7. 了解脓疱疮的概念，发病情况，病因病机，其他疗法及预防护理。

8. 了解荨麻疹的概念，发病情况，预后，其他疗法及预防护理。

9. 了解尿布疹的概念，病因病机，诊断要点，与擦烂红斑的鉴别，治疗原则。

10. 了解湿疹的概念，发病情况，病因病机，其他疗法及预防护理。

11. 了解乳痂的概念，发病情况，病因病机，其他疗法及预防护理。

12. 了解接触性皮炎的概念，发病情况，病因病机，其他疗法及预防护理。

【教学内容】

第一节　脓疱疮

1. 脓疱疮的概念，发病情况，西医学病名。

2. 小儿脓疱疮的常见病因为感受湿热，脾虚湿盛。病位主要在脾肺。病机为湿热邪毒侵袭肌肤，与气血相搏，化腐成脓，则致疱疮流脓。

3. 脓疱疮的诊断要点；与水痘、丘疹样荨麻疹的鉴别。

4. 辨轻重、辨湿重热重的辨证思路；清热化湿的基本治则。

5. 分证论治：湿热蕴结证治以清暑化湿，清热解毒；脾虚湿困证治以健脾化湿，清热解毒。各证常用方药及相关类方。

6. 脓疱疮的其他疗法及预防护理。

第二节　荨麻疹

1. 荨麻疹的概念，发病情况，预后。

2. 荨麻疹的病因为体质特禀先天不足，或素体虚弱阴虚血燥加之风、湿、热邪外侵，或外感风寒、风热，或受到鱼虾或虫积、异味等刺激。病机为外邪客于肌表，营卫失调而发；或肠胃积热，复感风邪，内不得疏泄，外不得透达，郁于皮毛腠理之间而发；或血虚生风生燥，阻于肌肤而发。

3. 荨麻疹的诊断要点；与丘疹性荨麻疹、阑尾炎的鉴别。

4. 寒热虚实的辨证思路；祛风止痒为主的基本治则。

5. 分证论治：风寒束表证治以疏风散寒，解表止痒；风热犯表证治以疏风清热，解表止痒；胃肠湿热证治以疏风解表，通腑泻热；血虚风燥证治以养血祛风，润燥止痒。各证常用方药及相关类方。

6. 荨麻疹的其他疗法及预防护理。

第三节　尿布疹

1. 尿布疹的概念，发病情况。

2. 小儿尿布疹的病因病机为臀部尿布区域受到粪便、尿液的刺激，或尿布洗涤不净致皮肤受湿热毒邪的侵袭而发病。主要病理因素是湿热。

3. 尿布疹的诊断要点；与擦烂红斑的鉴别。

4. 根据临床表现不同辨别湿与热之侧重的辨证思路；清热祛湿的基本治则。

5. 分证论治：湿热伤肤治以清热祛湿解

毒。轻者仅用外治，重者配合口服。

6. 尿布疹的外治疗法及预防护理。

第四节 湿 疹

1. 湿疹的概念，发病情况，中医学范畴。

2. 感受外邪、内伤饮食、脾胃虚弱为病因。湿邪是主要病因，风、湿、热邪内外相合发于肌肤为主要病机。

3. 湿疹的诊断要点；与脓疱疮的鉴别。

4. 根据发病的缓急、皮损形态及伴随症状辨虚实的辨证思路；祛风除湿的基本治则。

5. 分证论治：湿热浸淫证治以清热利湿，祛风止痒；脾虚湿蕴证治以健脾除湿祛风；血虚风燥证治以养血润燥，祛风止痒。各证常用方药及相关类方。

6. 湿疹的其他疗法及预防护理。

第五节 乳 痂

1. 乳痂的概念，发病情况。

2. 素体湿热内蕴，感受风邪为病因。湿热蕴阻中焦为病机。

3. 乳痂的诊断要点；与湿疹的鉴别。

4. 根据痂皮特点及伴随症状辨血燥与湿热的辨证思路；祛风清热、养血润燥、健脾除湿的基本治则。

5. 分证论治：风热血燥证治以祛风清热，养血润燥；肠胃湿热证治以健脾除湿，清热止痒。各证常用方药。

6. 乳痂的其他疗法及预防护理。

第六节 接触性皮炎

1. 接触性皮炎的概念，中医学范畴。

2. 接触性皮炎的主要病因为体质因素。接触花粉、茎、叶及油漆、药物、塑胶等物质时，使毒邪浸入肌肤，湿毒内蕴，郁而化热，与气血相搏发于肌肤。

3. 接触性皮炎的诊断要点；与急性湿疹、颜面丹毒的鉴别。

4. 积极寻找过敏原，根据病程的长短、皮损的特点，瘙痒的轻重程度辨别疾病的证型。清热祛湿止痒为基本治则。

5. 分证论治：风热蕴肤证治以疏风清热止痒；热毒夹湿证治以清热祛湿，凉血解毒；血虚风燥证治以养血润燥，祛风止痒。各证常用方药。

6. 接触性皮炎的其他疗法及预防护理。

第十二章 五官疾病

【目的要求】

1. 掌握鹅口疮的概念，病因病机，诊断，辨证论治。

2. 掌握口疮的概念，病因病机，诊断要点，与鹅口疮的鉴别，辨证论治。

3. 掌握乳蛾的病因病机，诊断要点，与感冒、鹅口疮、白喉的鉴别，辨证论治。

4. 掌握过敏性鼻炎的病因病机，诊断要点，辨证论治。

5. 掌握结膜炎的病因病机，诊断要点，辨证论治。

6. 了解鹅口疮的发病情况，与口疮、残留奶块的鉴别，其他疗法及预防护理。

7. 了解口疮的发病情况，其他疗法及预防护理。

8. 了解乳蛾的概念，发病情况，其他疗法及预防护理。

9. 了解过敏性鼻炎的概念，发病情况，与伤风鼻塞的鉴别，其他疗法及预防护理。

10. 了解结膜炎的概念，细菌性、病毒性、过敏性结膜炎的鉴别，其他疗法及预防护理。

【教学内容】

第一节　鹅口疮

1. 鹅口疮的概念，发病情况。

2. 胎热内蕴，或体质虚弱，或调护不当，口腔不洁，感受秽毒之邪为病因。病位主要在心脾。病机为秽毒或热毒蕴积心脾循经上攻，熏灼口舌；或虚火上浮，熏蒸口舌。

3. 鹅口疮的诊断要点；与口疮、残留奶块的鉴别。

4. 辨虚实的辨证思路；实证清泻心脾积热，虚证滋肾养阴降火的基本治则。

5. 分证论治：心脾积热证治以清心泻脾；虚火上炎证治以滋阴降火。各证常用方药。

6. 鹅口疮的其他疗法及预防护理。

第二节　口　疮

1. 口疮的概念，发病情况，西医学范畴。

2. 感受外邪，秽毒内侵，或久病体弱，虚火上浮为病因。病位主要在心脾胃肾。病机为外邪、秽毒或虚火循经上攻，熏灼口舌。

3. 口疮的诊断要点；与鹅口疮的鉴别。

4. 辨虚实的辨证思路。实证清热解毒，泻心脾积热为主；虚证滋阴降火，引火归原为主的基本治则。

5. 分证论治：风热乘脾证治以疏风泻火，清热解毒；心脾积热证治以清心泻脾；虚火上浮证治以滋阴降火，引火归原。各证常用方药。

6. 口疮的其他疗法及预防护理。

第三节　乳　蛾

1. 乳蛾的概念，发病情况，西医学范畴，预后。

2. 病因病机为外邪犯肺，必经咽喉，或素体胃热炽盛，复感外邪，致肺胃受病，热伏肺胃，其热上冲咽喉而致。

3. 乳蛾的诊断要点；与感冒、鹅口疮、白喉的鉴别。

4. 辨轻重、辨虚实的辨证思路；清热解毒，利咽消肿的治疗原则。

5. 分证论治：风热搏结证治以疏风清热，利咽消肿；热毒炽盛证治以清热解毒，消肿排脓；肺胃阴虚证治以养阴润肺，软坚散结。各证常用方药。

6. 乳蛾的其他疗法及预防护理。

第四节　过敏性鼻炎

1. 过敏性鼻炎的概念，发病情况，中医学范畴。

2. 病因：内因为肺脾肾三脏虚损，外因为风邪、寒邪或异气侵袭。病位在鼻窍，病变脏腑主要在肺。痰饮为主要病理因素。基本病机为肺失宣降。

3. 过敏性鼻炎的诊断要点；与伤风鼻塞的鉴别。

4. 辨寒热虚实、辨脏腑的辨证思路；宣通鼻窍，敛涕止嚏的基本治则。

5. 分证论治：肺气虚寒证治以温肺散寒；肺经伏热证治以清宣肺气，通利鼻窍；脾气虚弱证治以健脾益气；肾阳不足证治以温补肾阳。各证常用方药及相关类方。

6. 过敏性鼻炎的其他疗法及预防护理。

第五节　结膜炎

1. 结膜炎的概念，发病情况，中医学范畴。

2. 外感风热、热毒炽盛、湿热夹风、血虚生风的病因病机。

3. 结膜炎的诊断要点，细菌性、病毒性、过敏性结膜炎的鉴别。

4. 辨虚实、辨病因的辨证思路；祛风清热的基本治则。

5. 分证论治：外感风热证治以祛风清热，表里双解；热毒炽盛证治以清热泻火，解毒散邪；湿热夹风证治以清热化湿，祛风止痒；血虚生风证治以养血息风，润目止痒。各证常用方药。

6. 结膜炎的其他疗法及预防护理。

第十三章　其他病证

【目的要求】

1. 掌握发热的病因病机，辨证论治。

2. 掌握川崎病的预后，病因病机，诊断要点与鉴别诊断，辨证论治。

3. 掌握传染性单核细胞增多症的病因病机，诊断要点，辨证论治。

4. 掌握幼年特发性关节炎的诊断要点，病因病机，辨证论治。

5. 掌握过敏性紫癜与血小板减少性紫癜的诊断要点，紫癜的病因病机、辨证论治。

6. 掌握性早熟的诊断要点，辨证论治。

7. 掌握小儿肥胖症的诊断要点，病因病机，辨证论治。

8. 掌握汗证、维生素 D 缺乏性佝偻病的病因病机及辨证论治。

9. 了解发热的概念，分类，小儿高热的鉴别诊断需注意的情况，其他疗法及预防护理。

10. 了解川崎病的概念，发病情况，其他疗法及预防护理。

11. 了解传染性单核细胞增多症的概念，发病情况，与巨细胞病毒感染、传染性淋巴细胞增多症、急性淋巴细胞白血病的鉴别，其他疗法及预防护理。

12. 了解幼年特发性关节炎的概念，发病情况，预后，鉴别诊断，其他疗法及预防护理。

13. 了解紫癜的概念，与再生障碍性贫血、白血病、脾功能亢进的鉴别，其他疗法及预防护理。

14. 了解性早熟的概念，病因病机，鉴别诊断，其他疗法及预防护理。

15. 了解小儿肥胖症的概念，发病情况，分类，与内分泌疾病、遗传性疾病、药物性肥胖的鉴别，其他疗法及预防护理。

16. 了解汗证的概念，生理性与病理性出汗，诊断要点，其他疗法及预防护理。

17. 了解维生素 D 缺乏性佝偻病的概念，发病情况，诊断，其他疗法及预防护理。

【教学内容】

第一节　发　热

1. 发热的概念，分类。

2. 外感发热、里热炽盛、邪郁少阳所致发热的病因病机。

3. 发热的诊断要点，小儿高热的鉴别诊断需注意的情况。

4. 根据发病季节、发热程度、持续时间、热型，以及伴随的症状、体征、实验室检查等明确病因诊断，区别感染性或非感染性疾病。根据临床表现特点、指纹及舌脉情况辨别表、里、虚、实的辨证思路。

5. 分证论治：外感风热证治以辛凉解表；里热炽盛证治以清气凉营；胃肠积热证治以通腑泻热；邪郁少阳证治以疏解少阳。各证常用方药。

6. 发热的其他疗法及预防护理。

第二节　川崎病

1. 川崎病的概念，发病情况，预后。

2. 病因病机为外感温热毒邪，犯于肺胃，蕴于肌腠，侵于营血所致，以温邪毒热炽盛、瘀血内阻贯穿整个病程为病机特点。热毒炽盛发生变证的病机。

3. 川崎病的诊断要点；与猩红热、渗出性多形性红斑、传染性单核细胞增多症、幼年类风湿病的鉴别。

4. 以卫气营血为纲，同时辨明虚实的辨证思路；清热解毒，活血化瘀为主的基本治则。

5. 分证论治：卫气同病治以清热解毒，辛凉透表；气营两燔治以清气凉营，解毒化瘀；气阴两伤治以益气养阴，清解余热。各证常用方药及相关类方。

6. 川崎病的其他疗法及预防护理。

第三节　传染性单核细胞增多症

1. 传染性单核细胞增多症的概念，发病情况。

2. 病因病机为感受温热时邪，由口鼻而入，侵于肺卫，结于咽喉，内传脏腑，瘀滞经络，伤及营血，发生本病。本病以卫、气、营、血规律进行传变，热毒是其主要病因，痰瘀是其主要病理产物。

3. 传染性单核细胞增多症的诊断要点，与巨细胞病毒感染、传染性淋巴细胞增多症、急性淋巴细胞白血病的鉴别。

4. 卫气营血的辨证思路；清热解毒，化痰祛瘀的基本治则。

5. 分证论治：邪郁肺卫治以疏风清热，清肺利咽；热毒炽盛治以清热泻火，解毒利咽；正虚邪恋治以益气养阴，兼清余热。各证常用方药。

6. 传染性单核细胞增多症的其他疗法及预防护理。

第四节　幼年特发性关节炎

1. 幼年特发性关节炎的概念，发病情况，预后。

2. 本病内因主要为胎禀不足、脏腑虚损、气血亏虚、营卫不和、腠理不固；外因为感受风寒湿热之邪。外邪侵袭，使肌肉、筋骨、关节痹阻，气血运行不畅，瘀血内生，凝津成痰，痰瘀互结关节，致关节肿痛，僵硬变形。

3. 幼年特发性关节炎的诊断要点；与风湿热、结核性关节炎、化脓性关节炎、败血症、系统性红斑狼疮的鉴别。

4. 急性期以卫气营血辨证为主，缓解期以脏腑辨证为主的辨证思路。急性期治疗应以祛邪为主，缓解期治疗当扶正为主兼祛余邪的治疗原则。

5. 分证论治：湿热流注证治以清热利湿，祛瘀通络；气营两燔证治以清气泻热，凉营消斑；寒湿郁滞证治以温经散寒，活血通络；痰瘀痹阻证治以化痰行瘀，蠲痹通络；肝肾亏虚证治以滋补肝肾，养血通络。各证常用方药。

6. 幼年特发性关节炎的其他疗法及预防护理。

第五节　紫癜

1. 紫癜的概念，中西医学的范畴。

2. 紫癜先天禀赋不足，肺脾气虚为内因；感受时邪，饮食不当为外因。病机要点为脉络损伤，血不循经，溢于脉外，形成紫癜。

3. 过敏性紫癜与血小板减少性紫癜的诊断要点；与再生障碍性贫血、白血病、脾功能亢进的鉴别。

4. 以虚实辨证为主兼脏腑辨证的辨证思

路；辨虚实寒热而治之，不能见血止血的治疗原则。

5. 分证论治：风热伤络证治以疏风散邪，清热解毒；血热妄行证治以清热解毒，凉血止血；阴虚火旺证治以滋阴降火，凉血止血；气不摄血证治以健脾养心，益气摄血；气滞血瘀证治以活血化瘀，止血生血。各证常用方药。

6. 紫癜的其他疗法及预防护理。

第六节　性早熟

1. 性早熟的概念。

2. 性早熟的病因病机为疾病、过食某些滋补品、含生长激素合成饲料喂养的禽畜类食物，或误服某些药物，或情志因素，使阴阳平衡失调，阴虚火旺、相火妄动，肝郁化火，导致"天癸"早至。病变部位主要在肾、肝二脏。

3. 性早熟的诊断要点。真性性早熟与假性性早熟的鉴别，性早熟与单纯乳房早发育鉴别，特发性性早熟与器质性性早熟鉴别。

4. 辨虚实的辨证思路；以滋阴降火，疏肝泻火，化痰通络为主的治疗原则。

5. 分证论治：阴虚火旺证治以滋阴降火；肝郁化火证治以疏肝解郁，清心泻火；痰湿壅滞证治以健脾燥湿，化痰通络。各证常用方药。

6. 性早熟的其他疗法及预防护理。

第七节　小儿肥胖症

1. 小儿肥胖症的概念、发病情况、分类。

2. 小儿肥胖症的病因为饮食因素和遗传因素，病位主要在脾胃，可涉及肺、肝、肾。基本病机为脾胃运化失常，痰湿、脂膏内停。

3. 小儿肥胖症的诊断要点，与内分泌疾病、遗传性疾病、药物性肥胖的鉴别。

4. 辨虚实、辨脏腑的辨证思路；补虚泻实，以健脾补肾、化痰除湿为法的基本治则。

5. 分证论治：脾虚湿阻证治以健脾益气，化湿消肿；胃热湿阻证治以清胃泻热，化湿消肿；脾肾两虚证治以补肾健脾，化湿温阳；肝郁气滞证治以疏肝理气，活血化瘀；阴虚内热证治以滋阴清热，消壅降脂。各证常用方药及相关类方。

6. 小儿肥胖症的其他疗法及预防护理。

第八节　汗　证

1. 汗证的概念，生理性与病理性出汗。

2. 汗证的病因有表虚不固、气阴两虚、心脾积热等。病位主要在心、肺、脾。病机关键为腠理开合失司。

3. 汗证的诊断要点。

4. 辨自汗和盗汗，辨虚实的辨证思路；调节腠理开合的基本治则。

5. 分证论治：表虚不固证治以益气固表敛汗；气阴两虚证治以益气养阴；心脾积热证治以清泻心脾积热。各证常用方药及相关类方。

6. 汗证的其他疗法及预防护理。

第九节　维生素 D 缺乏性佝偻病

1. 维生素 D 缺乏性佝偻病的概念，发病情况，与中医学病名的关系。

2. 病因病机主要是由于先天禀赋不足，或后天调护不当致脾肾亏虚。

3. 维生素 D 缺乏性佝偻病的诊断要点；与解颅的鉴别诊断。

4. 以脏腑辨证为纲的辨证思路；以健脾补肾为主的基本治则。

5. 分证论治：肺脾气虚证治以健脾益气，补肺固表；脾虚肝旺证治以健脾助运，疏肝镇惊；肾气亏虚证治以补肾助阳，佐以健脾。各证常用方药。

6. 维生素 D 缺乏性佝偻病的其他疗法及预防护理。

附录：

教学参考学时

教学内容	参考学时
上篇　中医儿科学基础	
第一章　中医儿科学学术源流	
第一节　古代中医儿科学发展概况	1
第二节　现代中医儿科学发展成就	1
第二章　生理、病理、病因特点	
第一节　生理特点	1
第二节　病理特点	1
第三节　病因特点	1
第三章　生长发育与保健	
第一节　年龄分期	1
第二节　生长发育	1
第三节　儿童保健	1
第四章　临证概要	
第一节　诊法概要	2
第二节　辨证概要	1
第三节　治疗概要	2
下篇　中医儿科学临床	
第五章　新生儿疾病	
第一节　新生儿黄疸	1
第二节　脐部疾患	1
第六章　肺系病证	
第一节　感冒	1

续　表

教学内容	参考学时
第二节　咳嗽	2
第三节　肺炎喘嗽	2
第四节　哮喘	2
第五节　反复呼吸道感染	1
第七章　脾系病证	
第一节　呕吐	1
第二节　泄泻	2
第三节　便秘	2
第四节　腹痛	1
第五节　厌食	1
第六节　积滞	1
第七节　疳证	2
第八章　心肝系病证	
第一节　夜啼	1
第二节　病毒性心肌炎	2
第三节　儿童多动症	2
第四节　儿童抽动症	2
第五节　自闭症	1
第六节　惊风	2
第七节　癫痫	2
第九章　肾系病证	
第一节　尿频	1
第二节　遗尿	1
第三节　水肿	2
第四节　血尿	2
第五节　五迟五软	1

教学内容	参考学时
第十章　传染病	
第一节　麻疹	2
第二节　风疹	1
第三节　猩红热	2
第四节　水痘	1
第五节　手足口病	2
第六节　流行性腮腺炎	1
第七节　百日咳	2
第十一章　皮肤疾病	
第一节　脓疱疮	1
第二节　荨麻疹	2
第三节　尿布疹	1
第四节　湿疹	2
第五节　乳痂	1
第六节　接触性皮炎	1
第十二章　五官疾病	
第一节　鹅口疮	1
第二节　口疮	1
第三节　乳蛾	1
第四节　过敏性鼻炎	2
第五节　结膜炎	1
第十三章　其他病证	
第一节　发热	2
第二节　川崎病	2
第三节　传染性单核细胞增多症	1
第四节　幼年特发性关节炎	1

教学内容	参考学时
第五节　紫癜	2
第六节　性早熟	2
第七节　小儿肥胖症	1
第八节　汗证	1
第九节　维生素 D 缺乏性佝偻病	1
合　计	90

《针灸学》教学大纲

前　言

"针灸学"是中医学的重要组成部分。为了促进世界中医药教育的发展，保证《世界中医学本科（CMD前）教育标准》和《世界中医学专业核心课程教育标准》的顺利实施，世界中医药学会联合会教育指导委员会启动了"世界中医学专业核心课程教材"的编译工作。《针灸学》作为13门核心课程教材之一，由国内外30余位专家共同编译，系统、完整、科学地阐述了针灸学的基础理论和临床应用，供世界各地中医学本科专业学生使用。

本课程着重突出国际针灸学专业的特色，注重培养学生的中医思维和临床能力，力求体现学科发展的最新研究成果。其主要内容有绪论、上篇经络腧穴、中篇刺灸技法、下篇针灸治疗及索引五部分。通过对本课程的学习，使学生在学习巩固本专业理论知识的基础上，掌握有关针灸的基础理论、基本知识和基本技能，达到能够初步运用针灸有关知识防治常见疾病的目的。

本课程的教学范围以教材为主，注重理论与实践的有机结合，教学方法以课堂讲授为主，并根据章节内容，分别以实物、模型、图表、实验操作，以及录影、幻灯等教具和设备辅助进行，以加深对教学内容的理解，增强教学效果。由于本门课也是一门涉及临床多学科的实践课，在学习基本理论知识的同时，必须十分注重实践操作和临床见习、实习，将理论与实践有机地结合起来，以熟练掌握针灸基本技能。

本课程参考学时为200学时。

教学要求和教学内容

绪　论

【目的要求】

1. 掌握针灸学的定义与特点。

2. 掌握针灸学发展过程中的重要医家及重要医籍。

3. 了解针灸学的基本内容及学习方法。

【教学内容】

1. 针灸学的概念。

2. 针灸学理论体系的形成与发展。

3. 针灸的对外传播和国际交流。

4. 针灸学的基本内容和学习方法。

上篇　经络腧穴

第一章　经络总论

【目的要求】

1. 重点掌握经络的概念，经络系统的组

成，十二经脉的分布、循行、交接、气血流注规律，奇经八脉的分布与功能。

2. 熟悉十五络脉、十二经别、十二经筋、十二皮部的特点，经络的生理功能与临床运用。

3. 了解经络的发现、经络学说的形成和现代研究进展。

【教学内容】

1. 经络与经络学说的定义。

2. 经络的发现。

3. 经络系统的组成。十二经脉的名称、体表分布规律、表里属络关系、循行与交接规律、气血流注规律、与脏腑器官的联络。

4. 奇经八脉的命名与分布、作用和临床意义。

5. 十五络脉、十二经别、十二经筋、十二皮部的分布概况、作用及临床意义。

6. 经络的作用与临床应用。

7. 常见的经络现象、经络实质的现代研究。

第二章　腧穴总论

【目的要求】

1. 掌握腧穴的概念及定位方法。

2. 掌握特定穴的基本概念。

3. 熟悉腧穴的分类以及主治特点和规律。

4. 了解腧穴的命名和现代研究进展。

【教学内容】

1. 腧穴的概念。

2. 腧穴的分类和命名。

3. 腧穴的主治特点和规律。

4. 特定穴的定义、内容及临床应用。

5. 腧穴的定位方法。

6. 腧穴的现代研究。

第三章　经络腧穴各论

【目的要求】

1. 掌握十四经脉的循行以及与脏腑、组织、器官的联系。

2. 掌握常用腧穴及经外奇穴的定位、主治要点和针刺操作方法。了解十四经脉的病候和主治概要。

3. 重点掌握170个左右常用经穴及奇穴的定位方法、主治特点和操作要求。

4. 熟悉十四经经穴及经外奇穴的组成。

【教学内容】

1. 十四经脉的循行。

2. 十四经脉的主要病候和主治概要。

3. 十四经穴和常用经外奇穴的穴解、定位、取法、解剖、主治、操作、配伍和现代研究。

手太阴肺经（11穴）：中府*、云门、天府、侠白、尺泽*、孔最*、列缺*、经渠、太渊*、鱼际*、少商*。

手阳明大肠经（20穴）：商阳*、二间、三间*、合谷*、阳溪*、偏历*、温溜、下廉、上廉、手三里*、曲池*、肘髎、手五里、臂臑*、肩髃*、巨骨、天鼎、扶突*、口禾髎、迎香*。

足阳明胃经（45穴）：承泣*、四白*、巨髎、地仓*、大迎、颊车*、下关*、头维*、人迎、水突、气舍、缺盆、气户、库房、屋翳、膺窗、乳中、乳根、不容、承满、梁门*、关门、太乙、滑肉门、天枢*、外陵、大巨、水道、归来*、气冲、髀关、伏兔*、阴市、梁丘*、犊鼻、足三里*、上巨虚*、条口、下巨虚*、丰隆*、解溪*、冲阳、陷谷、内庭*、厉兑*。

足太阴脾经（21穴）：隐白*、大都、太白*、公孙*、商丘、三阴交*、漏谷、地机*、阴陵泉*、血海*、箕门、冲门、府舍、腹结、大横*、腹哀、食窦、天溪、胸乡、周荣、大包*。

手少阴心经（9穴）：极泉*、青灵、少海*、灵道、通里*、阴郄*、神门*、少府、少冲*。

手太阳小肠经（19穴）：少泽*、前谷、后溪*、腕骨*、阳谷、养老、支正*、小海、肩贞、臑俞、天宗*、秉风、曲垣、肩外俞、肩中俞、天窗、天容、颧髎*、听宫*。

足太阳膀胱经（67穴）：睛明*、攒竹*、眉冲、曲差、五处、承光、通天、络却、玉枕、天柱*、大杼、风门*、肺俞*、厥阴俞、心俞*、督俞、膈俞*、肝俞*、胆俞*、脾俞*、胃俞*、三焦俞、肾俞*、气海俞、大肠俞*、关元俞、小肠俞、膀胱俞*、中膂俞、白环俞、上髎、次髎*、中髎、下髎、会阳、承扶*、殷门、浮郄、委阳、委中*、附分、魄户、膏肓*、神堂、譩譆、膈关、魂门、阳纲、意舍、胃仓、肓门、志室*、胞肓、秩边*、合阳、承筋、承山*、飞扬、跗阳、昆仑*、仆参、申脉*、金门、京骨、束骨*、足通谷、至阴*。

足少阴肾经（27穴）：涌泉*、然谷*、太溪*、大钟*、水泉、照海*、复溜*、交信、筑宾、阴谷、横骨、大赫、气穴、四满、中注、肓俞、商曲、石关、阴都、腹通谷、幽门、步廊、神封、灵墟、神藏、彧中、俞府*。

手厥阴心包经（9穴）：天池*、天泉、曲泽*、郄门、间使*、内关*、大陵*、劳宫*、中冲*。

手少阳三焦经（23穴）：关冲*、液门、中渚*、阳池*、外关*、支沟*、会宗、三阳络、四渎、天井、清冷渊、消泺、臑会、肩髎*、天髎、天牖、翳风*、瘈脉、颅息、角孙、耳门*、耳和髎、丝竹空*。

足少阳胆经（44穴）：瞳子髎*、听会*、上关、颔厌、悬颅、悬厘、曲鬓、率谷、天冲、浮白、头窍阴、完骨、本神、阳白*、头临泣*、目窗、正营、承灵、脑空、风池*、肩井*、渊腋、辄筋、日月*、京门、带脉*、五枢、维道、居髎、环跳*、风市*、中渎、膝阳关、阳陵泉*、阳交、外丘、光明*、阳辅、悬钟*、丘墟*、足临泣*、地五会、侠溪、足窍阴*。

足厥阴肝经（14穴）：大敦*、行间*、太冲*、中封、蠡沟、中都、膝关、曲泉*、阴包、足五里、阴廉、急脉、章门*、期门*。

督脉（28穴）：长强*、腰俞、腰阳关*、命门*、悬枢、脊中、中枢、筋缩、至阳*、灵台、神道、身柱、陶道、大椎*、哑门*、风府*、脑户、强间、后顶、百会*、前顶、囟会、上星*、神庭、素髎*、水沟*、兑端、龈交、印堂*。

任脉（24穴）：会阴、曲骨、中极*、关元*、石门、气海*、阴交、神阙*、水分、下脘*、建里、中脘*、上脘、巨阙、鸠尾、中庭、膻中*、玉堂、紫宫、华盖、璇玑、天突*、廉泉*、承浆*。

常用经外奇穴（总24穴）：①头颈部（7穴）：四神聪*、太阳*、球后*、金津*、玉液*、翳明*、牵正*。②躯干部（5穴）：

子宫*、三角灸*、定喘*、夹脊*、腰眼*。
③四肢部（12穴）：腰痛穴*、外劳宫*、八邪*、四缝*、十宣*、肩前*、鹤顶*、百虫窝*、膝眼*、胆囊*、阑尾*、八风*。

（划*者为重点穴位，其余为一般穴位。）

中篇　刺灸技法

第四章　毫针针刺的基本技法

【目的要求】

1. 掌握进针、行针的基本手法，单式补泻手法，辅助手法。

2. 掌握得气和针刺的注意事项。

3. 掌握消毒方法与废弃针物的处理（含手部卫生）。

4. 熟悉毫针的构造、分类与规格。

5. 熟悉针刺异常情况的处理和预防等。

6. 了解针刺手法的现代研究进展。

【教学内容】

1. 毫针的构造与规格。

2. 针刺法的练习和针刺前的准备。

3. 进针法及针刺的方向、角度和深度。

4. 行针与得气，针刺补泻，留针与出针。

5. 针刺异常情况的处理和预防。

6. 针刺的注意事项。

7. 针刺手法的现代研究。

第五章　灸　法

【目的要求】

1. 掌握灸法的适应证、操作方法和注意事项。

2. 熟悉灸法的作用、种类、灸感及灸法补泻。

【教学内容】

1. 灸法的作用。

2. 灸用的种类及其应用。

3. 灸感及灸法补泻。

4. 灸法的注意事项与禁忌。

第六章　拔罐法

【目的要求】

1. 掌握拔罐法作用、操作方法、适用范围和注意事项。

2. 熟悉罐的种类和吸附方法等。

【教学内容】

1. 罐的种类和吸附方法。

2. 拔罐前的准备。

3. 拔罐的方法。

4. 拔罐的作用和适用范围。

5. 拔罐的注意事项与禁忌。

第七章　其他针法

【目的要求】

1. 掌握三棱针、皮肤针、皮内针、腕踝针、电针、头针、耳针、穴位注射、腧穴敷贴、埋线及刮痧的操作方法、适用范围和注意事项。

2. 熟悉三棱针、皮肤针、皮内针、腕踝针、电针、头针、耳针、穴位注射、腧穴敷贴、埋线及刮痧的作用。

【教学内容】

1. 三棱针法。

2. 皮肤针法。

3. 皮内针法。

4. 腕踝针法。

5. 电针法。

6. 头针法。

7. 耳针法。

8. 穴位注射法。

9. 穴位敷贴法。

10. 穴位埋线法。

11. 刮痧法。

下篇　针灸治疗

第八章　针灸治疗总论

【目的要求】

1. 掌握针灸治疗原则、作用、选穴和配穴方法。

2. 熟悉针灸临床辨证特点。

【教学内容】

1. 针灸的治疗原则和治疗作用。

2. 针灸临床辨证特点。

3. 针灸处方。

第九章　治疗各论

【目的要求】

1. 掌握常见疾病的针灸治则、处方配穴以及操作。

2. 熟悉常见疾病的辨证要点。

3. 了解常见疾病处方的方义和其他疗法。

【教学内容】

各科病证的概念、病因病机、辨证要点、针灸治法、处方配穴、方义、操作、其他疗法、注意事项及临床医案等。

内科病证：脑卒中（附：假性球麻痹）*、头痛、眩晕*、贫血（附：白细胞减少症）、慢性疲劳综合征（附：衰老）、高血压（附：低血压）、不宁腿综合征、多发性硬化、帕金森病、痛风性关节炎、周围性面神经麻痹、三叉神经痛、面肌痉挛、痹证、痿证、癫痫*、精神分裂症、痴呆*、抑郁症*、戒断综合征、失眠症*、嗜睡、心悸*、感冒*、咳嗽、哮喘*、疟疾、胃痛（附：胃下垂）*、呕吐、呃逆、腹痛*、泄泻*、痢疾、便秘、胁痛、黄疸、水肿、癃闭、尿路感染、尿失禁、遗精、勃起功能障碍、慢性前列腺炎、阴茎异常勃起、早泄、男性不育症、糖尿病（附：肥胖症）、甲状腺功能亢进症、恶性肿瘤放化疗反应、美容。

妇儿科病证：月经不调*、痛经*、经前期综合征、闭经、崩漏、绝经期综合征、带下病*、不孕症、胎位不正*、妊娠呕吐、难产、恶露不绝、缺乳、子宫脱垂、阴痒、小儿惊风*、小儿积滞、疳证*、小儿遗尿*、小儿脑性瘫痪*、注意缺陷障碍*。

皮外科病证：荨麻疹*、带状疱疹、痤疮、斑秃、神经性皮炎、扁平疣、疔疮*、腱鞘囊肿*、乳腺囊性增生症*、阑尾炎、直肠脱垂、痔、颞下颌关节功能紊乱综合征*、颈椎病*、落枕*、肩周炎、臂丛神经痛、肱骨内上髁炎、肱骨外上髁炎、腰痛*、坐骨神经痛*、膝骨性关节炎*、急性踝关节扭伤*。

五官科病证：急性结膜炎*、睑腺炎*、眼睑下垂、眼睑痉挛、近视*、斜视、视神经萎缩、视疲劳综合征*、耳鸣*、耳聋*、化脓性中耳炎、变应性鼻炎、鼻窦炎、咽喉炎、喉暗、牙痛*、口疮。

急症：晕厥、虚脱*、高热、抽搐*、内脏绞痛*。

（划 * 者为重点病证，其余为一般病证。）

附录：

教学参考学时

教学内容		参考总学时	讲授学时	实践学时
绪论（6）		6	6	0
上篇（74）	经络总论	8	8	0
	腧穴总论	6	6	0
	经络腧穴各论	60	32	28
中篇（42）	刺灸总论	2	2	0
	刺灸各论	40	28	12
下篇（78）	治疗总论	4	4	0
	治疗各论	74	60	14
总计		200	138	62

《推拿学》教学大纲

前　言

"推拿学"是中医学的重要组成部分之一，在中医临床教学中占有重要地位，是中医学相关专业的一门重要临床课程。本大纲适用于中医学相关专业学生，大纲指出了学生的培养目标及教师对本门学科的教学要求。

推拿学的教学不仅要向学生讲授推拿基本理论知识，包括推拿作用原理、常用检查方法、推拿手法、常见病的诊断与推拿治疗，而且要指导学生能够掌握检查方法、推拿手法、推拿治疗的实际操作。本课程以培养学生能力为目的，使学生不仅掌握基本理论，同时具有一定的工作能力，以适应将来的工作需要。

推拿这一学科近年来发展迅速，治疗范围逐渐扩大，推拿逐渐被重视。学习推拿的热潮从国内扩大到国外，教学中要突出推拿学的传统特色（掌握特色手法和治法），重点突出，使学生掌握推拿学的主要理论和推拿手法，全面掌握推拿学，以用于今后的实践。

通过本课程的课堂教学，要求学生系统掌握推拿常用手法和推拿科常见病的诊断和推拿治疗，熟悉推拿检查方法，了解推拿简史。

本课程参考学时为 90 学时，教学方法是课堂教学与实训练习相结合。

教学要求和教学内容

上篇　总　论

第一章　推拿的历史与沿革

【目的要求】

1. 掌握秦汉时期、唐朝、明朝的推拿简史。

2. 了解推拿学的定义，推拿的起源、发展及推拿的主要著作，各朝代具有代表性的事例及推拿近期的发展。

【教学内容】

第一节　推拿的概念与起源
第二节　推拿在世界的应用与普及
第三节　推拿的学习方法

【教学方法】

课堂讲授。

第二章　推拿作用原理

【目的要求】

1. 掌握推拿作用的中医原理。

2. 了解推拿作用的现代医学原理。

【教学内容】

第一节　推拿作用的中医原理

1. 调整阴阳。

2. 补虚泻实。

3. 活血化瘀。

4. 舒经通络。

5. 理筋整复。

第二节 推拿作用的现代医学原理

【教学方法】

课堂讲授。

第三章 推拿治则和治法

【目的要求】

掌握推拿的治疗原则，了解推拿的治法。

【教学内容】

第一节 推拿治疗原则

第二节 推拿治法

【教学方法】

课堂讲授。

第四章 推拿诊断常用检查方法

【目的要求】

掌握骨伤科疾病的检查方法。

【教学内容】

第一节 头颈部检查方法

第二节 胸腹部检查方法

第三节 腰背部检查方法

第四节 上肢部检查方法

第五节 下肢部检查方法

【教学方法】

课堂讲授、实训练习。

第五章 推拿操作准备及要求

【目的要求】

了解推拿操作准备的内容。

【教学内容】

推拿操作准备。

【教学方法】

课堂讲授。

第六章 推拿禁忌证及异常情况处理

【目的要求】

了解推拿临床常见禁忌证。

【教学内容】

第一节 推拿疗法禁忌证

第二节 推拿发生的异常情况及其处理

【教学方法】

课堂讲授。

中篇 成人推拿

第七章 成人推拿手法

【目的要求】

1. 掌握推拿手法的动作要领、临床应用。

2. 了解手法的定义、基本要求、分类及手法在人体各部位的运用。

【教学内容】

第一节 摆动类手法

1. 一指禅推法。

2. 滚法。

3. 揉法。

第二节 摩擦类手法

1. 摩法。

2. 擦法。

3. 推法。

4. 搓法。

第三节 振动类手法

1. 抖法。

2. 振法。

第四节 挤压类手法

1. 拿法。

2. 按法。

3. 点法。

第五节　叩击类手法

1. 拍法。

2. 击法。

第六节　运动关节类手法

1. 摇法。

2. 扳法。

3. 拔伸法。

【教学方法】

课堂讲授、实训练习。

第八章　成人推拿手法练习

【目的要求】

掌握推拿手法的练习方法。

【教学内容】

1. 沙袋上练习。

2. 人体上练习。

【教学方法】

实训练习。

第九章　常见病症治疗

【目的要求】

了解各科成人常见病症的概念、病因病机、解剖生理，掌握各科成人常见病症的临床表现、诊断方法、推拿治疗方法，熟悉各科成人常见病症的推拿治疗注意事项、预后与锻炼方法。

【教学内容】

第一节　运动系统疾病

1. 颈痛

（1）颈椎病。

（2）落枕。

2. 肩痛

（1）肩关节周围炎。

（2）肩峰下滑囊炎。

（3）肱二头肌肌腱炎。

3. 肘痛

（1）肱骨外上髁炎。

（2）尺骨鹰嘴滑囊炎。

4. 腕痛

（1）腕管综合征。

（2）腕关节扭伤。

5. 指痛

（1）指部腱鞘炎。

（2）指间关节扭伤。

6. 腰痛

（1）急性腰扭伤。

（2）慢性腰肌劳损。

（3）腰椎间盘突出症。

（4）退行性腰椎骨性关节炎。

7. 髋痛

（1）髋关节滑囊炎。

（2）髋关节扭伤。

8. 膝痛

（1）膝关节创伤性滑膜炎。

（2）髌骨软化症。

（3）膝关节骨性关节炎。

9. 踝、跟痛

（1）踝关节软组织损伤。

（2）跟痛症。

第二节　内科疾病

1. 感冒。

2. 慢性支气管炎。

3. 胃脘痛。

4. 胃下垂。

5. 腹泻

6. 便秘。

7. 高血压病。

8. 头痛。

9. 失眠。

10. 中风后遗症。

11. 面瘫。

12. 慢性胆囊炎。

13. 痛风。

14. 高脂血症。

15. 肥胖症。

16. 糖尿病。

17. 慢性疲劳综合征。

第三节　妇科疾病

1. 痛经。

2. 月经不调。

3. 围绝经期综合征。

4. 缺乳。

【教学方法】

课堂讲授、实训练习。

下篇　小儿推拿

第十章　小儿推拿手法

【目的要求】

1. 掌握小儿推拿手法的操作方法与动作要领。

2. 了解小儿推拿手法的定义、注意事项、适用部位。

【教学内容】

第一节　单式手法

1. 推法。

2. 揉法。

3. 按法。

4. 摩法。

5. 掐法。

6. 捏法。

7. 运法。

第二节　复式手法

1. 水底捞月。

2. 黄蜂入洞。

3. 天门入虎口。

4. 运水入土。

5. 运土入水。

6. 按弦走搓摩。

7. 开璇玑。

8. 揉脐及龟尾并擦七节骨。

9. 打马过天河。

10. 总收法。

【教学方法】

课堂讲授、实训练习。

第十一章　小儿推拿常用穴位

【目的要求】

掌握小儿各部位推拿常用穴位的位置、操作方法与作用。

【教学内容】

第一节　头面颈项部穴位

第二节　上肢部穴位

第三节　胸腹部穴位

第四节　背腰骶部穴位

第五节　下肢部穴位

【教学方法】

课堂讲授、实训练习。

第十二章　小儿常见病症推拿治疗

【目的要求】

1. 掌握小儿常见病症的临床表现与推拿治疗方法。

2. 了解小儿常见病症的概念、病因病机、预防与调护。

【教学内容】

1. 泄泻。

2. 呕吐。

3. 便秘。

4. 遗尿。

5. 疳积。

6. 发热。

7. 咳嗽。

8. 小儿肌性斜颈。

【教学方法】

课堂讲授、实训练习。

附篇　推拿功法与保健推拿

第十三章　自我推拿

【目的要求】

了解自我推拿的方法。

【教学内容】

1. 安神法。

2. 健胃法。

3. 理气法。

4. 疏肝法。

5. 益精法。

【教学方法】

课堂讲授、实训练习。

第十四章　推拿练功

【目的要求】

掌握推拿练功的方法。

【教学内容】

1. 基本步势。

2. 易筋经。

【教学方法】

课堂讲授、实训练习。

附录：

教学参考学时

教学内容	合计学时	教授学时	实践学时	具体分配
上篇 总　论	8	6	2	1. 第一章、第二章、第三章 2 学时 2. 第四章 4 学时 3. 第五章、第六章 2 学时
中篇 成人推拿	60	26	34	1. 第七章、第八章 32 学时 2. 第九章 28 学时
下篇 小儿推拿	18	10	8	1. 第十章 6 学时 2. 第十一章 4 学时 3. 第十二章 8 学时

教学内容	合计学时	教授学时	实践学时	具体分配
附篇 推拿功法与 保健推拿	4	2	2	1. 第十三章 2 学时 2. 第十四章 2 学时
总　计	90	44	46	

《黄帝内经选读》教学大纲

前　言

"黄帝内经选读"是中医学专业素质教育的提高课程。通过对该课程的学习，使学生进一步系统掌握中医学的基础理论和基本知识，熟悉《黄帝内经》（以下简称《内经》）的学术思想、理论体系的学术特点及思维方式；了解《内经》的研究方法，培养学生研读古典医籍的能力，为其今后开展中医学术研究和临床工作打下扎实的基础。其主要内容涉及养生、阴阳五行、藏象、精气神、病因病机、诊法、病证、治则治法等。

本课程以课堂讲授为主，将引导式、启发式、讨论式的教学方法与学生自学相结合，并结合多媒体教学等方法，使学生进一步系统掌握中医学的基础理论和基本知识，培养中医思维及分析、解决问题的能力。

本课程参考学时为 75 学时。

教学要求和教学内容

概　论

【目的要求】

1. 了解《内经》的成书年代及作者。
2. 了解《内经》的医学理念和医学成就。
3. 理解《内经》对生命特征的论断。
4. 了解《内经》的学术价值与影响。

【教学内容】

1. 始著于战国成书于西汉的东方医典。
2. 《内经》中超前的医学理念。
3. 《内经》中辉煌的医学成就。
4. 《内经》对生命特征的论断。
5. 《内经》的学术价值与影响。

原文选读

第一章　养　生

【目的要求】

1. 掌握上古之人长寿及今时之人早衰的基本原因。
2. 掌握养生的原则和方法以及肾气的重要性。
3. 掌握四气调神的养生之道。
4. 掌握"春夏养阳，秋冬养阴"的含义。
5. 了解"治未病"的预防医学思想。

6. 了解人体生长壮老已的自然过程。

【教学内容】

1. 养生具体方法与基本原则（《素问·上古天真论》）。

2. 男女两性生长发育和生育能力的变化规律（《素问·上古天真论》）。

3. 顺应四时的养生方法及其意义（《素问·四气调神大论》）。

4. 顺应四时养生的重要原则以及"治未病"防治原则（《素问·四气调神大论》）。

5. 生命与自然界阴阳二气息息相关（《素问·生气通天论》）。

6. 人体生长壮老已的生命规律（《灵枢·天年》）。

第二章 阴阳五行

【目的要求】

1. 掌握阴阳学说是宇宙万物运动变化的总规律。

2. 了解阴阳学说在医学理论与临床实践中的具体运用。

3. 了解阴阳属性的统一性和可分性。

【教学内容】

1. 阴阳的基本内涵与属性（《素问·阴阳应象大论》）。

2. 药物和食物气味的阴阳属性与作用特点（《素问·阴阳应象大论》）。

3. 药物和食物气味太过对人体的伤害（《素问·阴阳应象大论》）。

4. 外邪侵袭与情志内伤致病的临床特征（《素问·阴阳应象大论》）。

5. 阴精与阳气互根互用的关系（《素问·阴阳应象大论》）。

6. 阴阳失调的典型临床特征与病机本质（《素问·阴阳应象大论》）。

7. 调节阴阳的基本方法以及在防病养生中的应用（《素问·阴阳应象大论》）。

8. 早期诊断与治疗则预后良好（《素问·阴阳应象大论》）。

9. 阴阳理论在针刺治疗和诊法方面的运用（《素问·阴阳应象大论》）。

10. 饮食五味对五脏精气的利与弊（《素问·阴阳应象大论》）。

11. 阴阳属性的统一性和可分性（《素问·阴阳离合论》）。

第三章 藏 象

【目的要求】

1. 掌握脏腑的主要生理功能及其相互关系。

2. 掌握藏象的概念及脏腑功能特点。

3. 了解奇恒之腑的概念及其功能特点。

4. 掌握"魄门亦为五脏使"含义及临床意义。

5. 掌握水谷和水饮在体内的输布过程。

6. 了解"合于四时五脏阴阳"的意义。

7. 理解脾与胃在生理和病理方面的联系与区别。

8. 理解脾病而四肢不用的道理。

【教学内容】

1. 十二脏腑主要功能与相互关系（《素问·灵兰秘典论》）。

2. 藏象的基本内容（《素问·六节藏象论》）。

3. 奇恒之腑与传化之腑的区别以及五脏与六腑功能特点（《素问·五脏别论》）。

4. 水谷精微的生成与输布（《素问·经脉别论》）。

5. 津液的生成与输布（《素问·经脉别论》）。

6. 脾与胃在生理和病理方面的联系与区别（《素问·太阴阳明论》）。

7. 脾病而四肢不用的道理（《素问·太阴阳明论》）。

第四章　精气神

【目的要求】

1. 掌握精与神的概念以及人的思维过程。

2. 了解营气和卫气的生成与运行。

3. 理解六气（精、气、津、液、血、脉）的概念。

4. 了解六气脱失的病理变化及六气与脏腑的关系。

【教学内容】

1. 神的重要性和神的产生及人的思维过程（《灵枢·本神》）。

2. 营卫的生成和运行及交会（《灵枢·营卫生会》）。

3. 睡眠与营卫二气的关系（《灵枢·营卫生会》）。

4. 精、气、津、液、血、脉的概念（《灵枢·决气》）。

5. 六气脱失的病理变化及六气与脏腑的关系（《灵枢·决气》）。

第五章　病因病机

【目的要求】

1. 了解病因与发病机理。

2. 掌握"两虚相得，乃客其形"的外感发病的机理及外邪致病的传变规律。

3. 掌握阳气的生理功能。

4. 了解阳气的病理：阳失卫外，感受外邪；阳亢精绝，阳气厥逆；阳气偏沮，阳气内盛；阳气郁遏，阳气阻隔，病久传化。

5. 掌握阳气和阴精的关系。

6. 掌握"百病生于气"的病机。

7. 掌握病机十九条及其临床指导意义。

【教学内容】

1. 疾病的病因及发病机理（《灵枢·百病始生》）。

2. 积证的病因病机（《灵枢·百病始生》）。

3. 五脏的常见致病因素（《灵枢·百病始生》）。

4. 人体阳气的重要性及阳气失常感受四时之邪的病变（《素问·生气通天论》）。

5. 阳气失常所致的各种病变（《素问·生气通天论》）。

6. 续论阳气的生理功能及阳气失常的病变（《素问·生气通天论》）。

7. 阳气昼夜消长规律及保护阳气的方法（《素问·生气通天论》）。

8. 阴精与阳气的关系及四时伏邪发病（《素问·生气通天论》）。

9. 气机失调会导致疾病（《素问·举痛论》）。

10. 病机的重要性及病机十九条（《素问·至真要大论》）。

第六章　病　证

【目的要求】

1. 了解外感热病的概念、传变规律、病证特点和预后。

2. 了解外感热病的治疗原则及预后、禁忌。

3. 了解咳嗽的病因病机。

4. 了解五脏咳、六腑咳的辨证分类和传变。

5. 掌握"此皆聚于胃，关于肺"的临床意义。

6. 掌握急性胸腹痛的病因病机。

7. 掌握痹证的病因病机和分类。

8. 了解营卫之气与痹证的关系。

9. 了解痿证的病因病机和证候特点。

10. 掌握"治痿者，独取阳明"的机理。

【教学内容】

1. 外感热病的概念和病因及预后（《素问·热论》）。

2. 外感热病的六经主症和传变规律（《素问·热论》）。

3. 外感热病病情转愈的次序（《素问·热论》）。

4. 外感热病的治疗大法和热病遗复的病因病机以及饮食宜忌（《素问·热论》）。

5. 咳嗽的病因病机（《素问·咳论》）。

6. 五脏咳的症状表现（《素问·咳论》）。

7. 咳嗽的传变规律和六腑咳的症状（《素问·咳论》）。

8. 急性胸腹疼痛的病因病机（《素问·举痛论》）。

9. 痹证外因与分类以及发病与季节的关系（《素问·痹论》）。

10. 五脏痹的发病机理（《素问·痹论》）。

11. 常见脏腑痹的临床表现（《素问·痹论》）。

12. 痹证内因与痹证预后（《素问·痹论》）。

13. 六腑痹的发病原因及痹证的针灸治疗原则（《素问·痹论》）。

14. 营气和卫气的区别及其与痹证发生的关系（《素问·痹论》）。

15. 五体痹的典型表现（《素问·痹论》）。

16. 痿证的基本病机和临床特点（《素问·痿论》）。

17. 痿证的病因病机和临床表现（《素问·痿论》）。

18. 痿证的治疗原则（《素问·痿论》）。

第七章　诊　法

【目的要求】

1. 了解清晨诊病与四诊合参的诊法原则。

2. 掌握脉象主病，视精明，察五色的善恶；察五脏得守失守；察形之盛衰以知五脏得强失强。

3. 了解"气口独为五脏主"的原理。

4. 了解全面诊察与临证三不治。

5. 了解虚里诊法的部位与内容。

【教学内容】

1. 清晨诊病与四诊合参（《素问·脉要精微论》）。

2. 诊气血是脉诊的重要内容（《素问·脉要精微论》）。

3. 观察面色和眼睛的要点（《素问·脉要精微论》）。

4. 五脏失守则预后凶险（《素问·脉要精微论》）。

5. 五腑失强的诊断意义（《素问·脉要精微论》）。

6. 寸口脉搏可知脏腑气血变化（《素问·五脏别论》）。

7. 全面诊察与临证三不治（《素问·五脏别论》）。

8. 虚里诊法的部位与内容（《素问·平人气象论》）。

第八章　治则治法

【目的要求】

1. 了解因地制宜的原则。

2. 掌握疾病轻重，形虚，精虚，因势利导，邪实，阴阳虚衰病变，气血虚实的不同治则。

3. 掌握逆治法与反治法的概念以及虚寒证、虚热证的治疗原则。

【教学内容】

1. 治法随不同地域常见病而有所不同（《素问·异法方宜论》）。

2. 因势利导和泻实补虚等治疗原则及具体治法（《素问·阴阳应象大论》）。

3. 逆治法的概念以及运用举例（《素问·至真要大论》）。

4. 反治法的概念以及运用举例（《素问·至真要大论》）。

5. 虚热证和虚寒证的治疗原则（《素问·至真要大论》）。

附录：

教学参考学时

教学内容	参考学时
概　论	4
原文选读	71
第一章　养生	8
第二章　阴阳五行	6
第三章　藏象	10
第四章　精气神	6
第五章　病因病机	10
第六章　病证	18
第七章　诊法	6
第八章　治则治法	7
合　计	75

《伤寒论选读》教学大纲

前　言

《伤寒论》是中国第一部理法方药完备的理论联系实际的辨证论治专著，"伤寒论选读"课程既有基础学科的特点，又有临床学科的属性，既是学习和研究临床学科的重要基础，又是基础学科和临床学科的桥梁，是中医学专业的主干课程。

教学目的与要求：在黄帝内经选读、中医基础理论、中医诊断学、中药学、方剂学课程的基础上，以六经辨证为核心，将理、法、方、药连贯起来，并紧密结合临床，使学生掌握六经辨证理论体系及相关汤证辨证论治的基本理论、知识，掌握临床辨证论治的原则、思维方法与技能，为提高临床各科辨证论治水平打好基础。

本课程的主要内容是：以中医经典著作《伤寒论》中的太阳病脉证并治三篇、阳明病脉证并治篇、少阳病脉证并治篇、太阴病脉证并治篇、少阴病脉证并治篇及厥阴病脉证并治篇为基本内容，以"病"为章，章内分列若干证候为基本编排体例，介绍六经病及其兼证、变证的病机、证候及治疗。

本课程适用于中医、针灸专业二年级及以上本科生，以课堂讲授为主，可根据实际情况，选用多媒体教学方法介绍相关医案，以培养和提高学生的中医临床思维能力。

本课程参考学时为 75 学时。

教学要求和教学内容

第一章　总　论

【目的要求】

1. 掌握伤寒的含义与六经的概念。

2. 了解六经病证及六经病的发生、传变规律（合病、并病、直中）。

3. 了解《伤寒论》的沿革、学术渊源与成就。

4. 了解《伤寒论》辨证论治的理论对临床实践的重要指导意义。

【教学内容】

1. 《伤寒论》沿革。

2. 《伤寒论》的学术渊源与成就。

3. 伤寒的含义。

4. 六经的概念。

5. 《伤寒论》的辨证方法。

（1）六经辨证。

（2）六经辨证与八纲辨证的关系。

（3）六经辨证与脏腑辨证的关系。

（4）六经病的发生与传变规律（合病、并病、直中）。

第二章 辨太阳病脉证并治

【目的要求】

1. 掌握太阳病的提纲证与分类。

2. 掌握发热恶寒与无热恶寒的机理及其辨证意义。

3. 掌握太阳中风证及其兼证的病机及证治。

4. 掌握太阳伤寒证及其兼证的病机及证治。

5. 掌握太阳病变证的热证诸证的病机及证治。

6. 掌握太阳病变证的虚证诸证的病机及证治。

7. 掌握蓄水证、蓄血证、痞证的病机及证治。

8. 了解太阳病传变原则；结胸证的概念、病机、主症与治疗。

【教学内容】

第一节 太阳病辨证纲要

1. 太阳病脉证提纲（1）［注明："（1）"表示原文第1条，以下简略标注］。

2. 太阳病分类（2、3、6、7）。

3. 太阳病传变（4、5）。

第二节 太阳病本证

1. 中风表虚证

（1）桂枝汤证（12、24、53、54）。

（2）兼证（14、43、20、62）。

2. 伤寒表实证

（1）麻黄汤证（35、37）。

（2）兼证（31、38、40）。

第三节 太阳病变证

1. 热证

（1）栀子豉汤证（76）。

（2）麻黄杏仁甘草石膏汤证（63）。

（3）葛根黄芩黄连汤证（34）。

2. 虚寒证

（1）心阳虚证：桂枝甘草汤证（64）、桂枝甘草龙骨牡蛎救逆汤证（118）、桂枝去芍药加蜀漆牡蛎龙骨救逆汤证（112）、桂枝加桂汤证（117）。

（2）阳虚兼水气证：苓桂甘枣汤证（65）、苓桂术甘汤证（67）、真武汤证（82）。

（3）脾虚证：厚朴生姜半夏甘草人参汤证（66）、小建中汤证（102）、桂枝人参汤证（163）。

（4）肾阳虚证：干姜附子汤证（61）、茯苓四逆汤（69）。

3. 阴阳两虚证：甘草干姜汤证与芍药甘草汤证（29）、炙甘草汤证（177）。

4. 蓄水证（71、74）。

5. 蓄血证（106、124）。

6. 痞证（149、161）。

7. 结胸证（131、135、138）。

第三章 辨阳明病脉证并治

【目的要求】

1. 掌握阳明病的提纲证。

2. 掌握白虎汤证、白虎加人参汤证、猪苓汤证等病机及证治。

3. 掌握三承气汤证的病机及证治。

4. 掌握茵陈蒿汤证的病机及证治。

5. 掌握阳明中寒之吴茱萸汤证的病机及证治。

6. 了解润法的病机、主症、治法和方药的运用。

7. 了解阳明血热证的病机、证治。

【教学内容】

第一节　阳明病辨证纲要

1. 阳明病提纲（180）。

2. 阳明病病因、病机（179）。

3. 阳明病脉证（182）。

第二节　阳明病本证

1. 阳明病热证

（1）白虎汤证（176）。

（2）白虎加人参汤证（26、168）。

（3）猪苓汤证（223）。

2. 阳明病实证

（1）承气汤证：调胃承气汤证（248）、小承气汤证（213）、大承气汤证（220、215）。

（2）润导法（247）。

（3）阳明病寒证、虚证：吴茱萸汤证（243）。

第三节　阳明病变证

1. 发黄证（236、260、261、262）。

2. 血热证（216、237）。

第四章　辨少阳病脉证并治

【目的要求】

1. 掌握少阳病的提纲证。

2. 掌握小柴胡汤证的病机及证治。

3. 掌握少阳病各兼证的病机及证治。

4. 了解本经自病的少阳病与由太阳病转属少阳病的区别与联系。

【教学内容】

第一节　少阳病辨证纲要

少阳病提纲（263）。

第二节　少阳病本证

1. 小柴胡汤证（96、97）。

2. 小柴胡汤的运用原则（101）。

第三节　少阳病兼变证

1. 柴胡桂枝汤证（146）。

2. 大柴胡汤证（103）。

3. 柴胡加芒硝汤证（104）。

4. 柴胡桂枝干姜汤证（147）。

5. 柴胡加龙骨牡蛎汤证（107）。

第五章　辨太阴病脉证并治

【目的要求】

1. 掌握太阴病的提纲证。

2. 掌握太阴本证的审证要点与治疗。

3. 掌握太阴病兼证的病机及证治。

4. 掌握太阴病转愈的表现及机理。

5. 了解太阴病转属阳明的指征。

【教学内容】

第一节　太阴病辨证纲要

太阴病提纲（273）。

第二节　太阴病本证

太阴病本证（277）。

第三节　太阴病兼变证

1. 太阳病兼表证（276）。

2. 太阴病腹痛证治（279）。

第四节　太阴病转归

太阴病转归（274、278）。

第六章　辨少阴病脉证并治

【目的要求】

1. 掌握少阴病的提纲证。

2. 掌握四逆汤证、通脉四逆汤证、白通汤证及白通加猪胆汁汤证的病机及证治。

3. 掌握真武汤证、附子汤证、吴茱萸汤证的病机及证治。

4. 掌握黄连阿胶汤证的病机及证治。

5. 掌握少阴兼表证的病机及证治。

6. 了解桃花汤证、猪苓汤证、四逆散证的病机及证治。

【教学内容】

第一节　少阴病辨证纲要

1. 少阴病提纲证（281）。

2. 少阴病寒化证的主要脉症与辨证要点（282、283）。

第二节　少阴病本证

1. 少阴寒化证

（1）少阴寒化证辨证要点。

（2）四逆汤证（323）。

（3）通脉四逆汤证（317）。

（4）白通汤证及白通加猪胆汁汤证（314、315）。

（5）真武汤证（316）。

（6）附子汤证（304）。

（7）吴茱萸汤证（309）。

（8）桃花汤证（306）。

2. 少阴热化证

（1）黄连阿胶汤证（303）。

（2）猪苓汤证（319）。

3. 少阴阳郁证（318）。

4. 少阴病兼表证

（1）麻黄附子细辛汤证（301）。

（2）麻黄附子甘草汤证（302）。

第三节　少阴病预后

少阴病预后（292、298）。

第七章　辨厥阴病脉证并治

【目的要求】

1. 掌握厥阴病的提纲证。

2. 掌握乌梅丸证、干姜黄芩黄连人参汤证、麻黄升麻汤证的病机及证治。

3. 掌握当归四逆汤证、吴茱萸汤证、白头翁汤证的病机及证治。

4. 掌握厥的病机特点以及寒厥、热厥、水厥的辨证与治疗。

【教学内容】

第一节　厥阴病辨证纲要

厥阴病提纲证（326）。

第二节　厥阴病本证

1. 寒热错杂证：乌梅丸证（338）。

2. 厥阴寒证

（1）当归四逆汤证（351）。

（2）当归四逆加吴茱萸生姜汤证（352）。

（3）吴茱萸汤证（378）。

3. 厥阴热证：白头翁汤证（371）。

第三节　辨厥热胜复证

1. 辨阳复病愈与阳复太过证（341）。

2. 辨厥多于热为病进（342）。

第四节　辨厥逆证

1. 厥的病机及证候特点（337）。

2. 寒厥（353）。

3. 热厥（335、350）。

4. 水厥（356）。

附录：

教学参考学时

教学内容	参考学时
第一章　总　论	4
第二章　辨太阳病脉证并治	26
第三章　辨阳明病脉证并治	14
第四章　辨少阳病脉证并治	6
第五章　辨太阴病脉证并治	4
第六章　辨少阴病脉证并治	14
第七章　辨厥阴病脉证并治	7
原文共 108 条	75

《金匮要略选读》 教学大纲

前 言

《金匮要略》是我国现存最早的一部诊治杂病的专著。它既有中医的基础理论，又兼具中医临床学科性质，是中医临床基础学科的主要课程。

《金匮要略》从基础理论到方剂，从内科、外科、妇科疾病的诊疗技术到临床思维方法，无所不及。其主要学术成就及贡献在于以整体观念为指导思想，以脏腑经络为辨证核心，建立了以病为纲、病证结合、辨证论治的杂病诊疗体系，创制了应用广泛、配伍严谨、疗效显著的杂病治疗经方，不仅对方剂学和临床医学的形成与发展起到了重要作用，且充实与完善了中医学术理论体系。

本课程是一门整体性和综合性较强的课程，通过课堂讲授与技能实训，旨在使学生掌握《金匮要略》的基本理论、基本观点和基本技能；掌握杂病辨证论治的规律，拓展临床思路，提高对疑难病症的综合分析与处理能力，同时也有助于培养学生对古典医籍的阅读能力。

在组织教学活动时，应注意如下几个环节。

1. 在教学内容上，加强基本理论和基本知识的讲授，使学生了解全书的基本内容，熟悉杂病的发病原因、病机变化，掌握防治原则及主要方剂运用等，做到概念明确、原理清楚，注意与相关学科内容的区别与联系，力求由浅入深，不断深化。

2. 在教学方法上，以课堂讲授为主。教师主要围绕《金匮要略》的重点、难点内容组织教学，注重启发式教学，要求学生在理解原文的基础上，牢记重点原文，系统掌握《金匮要略》杂病辨证论治的要领，学会用前后联系、对比归纳的思维方法加深理解。

3. 在教学手段上，穿插使用多媒体演示辅助教学，以提高课堂吸收率，启迪思维。根据课程内容，可适当采用讨论或自学形式，以培养学生分析问题、解决问题及自学的能力。

4. 注重理论联系实际。选取适合的病例，开展技能实训课，对所学《金匮要略》的基本理论知识进行系统训练与考核，使学生学会运用脏腑经络辨证方法。

本课程参考学时为 75 学时，各篇学时分配可据不同授课情况调整。本课程以理论课教学为主，技能实训课的学时可另作安排。

教学要求和教学内容

绪 论

【目的要求】

1. 了解《金匮要略》的作者、性质、沿

革及其基本内容。

2. 掌握《金匮要略》的主要学术思想与贡献。

【教学内容】

1.《金匮要略》的性质。

2.《金匮要略》的沿革

（1）汉代张仲景撰写《伤寒杂病论》，西晋王叔和将原书伤寒部分加以编次。

（2）北宋王洙发现《金匮玉函要略方》。

（3）林亿等人校订成书。

3.《金匮要略》的基本内容

（1）全书共 25 篇，依次为总纲、内科、外科、妇科及杂疗方和食物禁忌。

（2）前 22 篇论述内科、妇科、外科疾病 40 余种，载方 205 首。

4.《金匮要略》的主要学术思想与贡献

（1）首创以病为纲、病证结合、辨证论治的杂病诊疗体系。

（2）创制了应用广泛、配伍严谨、疗效显著的杂病治疗经方。

5. 学习方法及主要参考书籍。

脏腑经络先后病脉证第一

【目的要求】

1. 了解本篇为全书的总纲，四诊要领，饮食调摄原则。

2. 掌握杂病的病因与发病，预防方法，治未病等治疗原则。

【教学内容】

1. 发病与预防

（1）发病原理：正气虚弱，气候反常，病邪入侵。

（2）预防原则：保护正气，避免邪气，注意饮食起居，及早治疗。

（3）病因三条：经络受邪入脏腑，为内所因；四肢九窍，血脉相传，壅塞不通，为外皮肤所中；房室、金刃、虫兽所伤。

2. 病因及病机

（1）反常气候类型：未至而至，至而不至，至而不去，至而太过。

（2）五邪中人规律：风、寒、湿、雾、食侵犯人体有各自相应的特点。

（3）病机：厥阳独行，阴阳失调。

3. 诊法示范

（1）望诊：鼻部和面部不同气色能反映不同病证，并为推断预后提供依据。

（2）闻诊：患者声音强弱等变化反映不同的病位。

（3）切诊：寸关尺不同位置的浮脉反映病位的深浅。

（4）四诊合参：四时脉色规律判断发病；脉症合参论卒厥的病机与预后；推断疾病的轻重吉凶规律，病由内传外，在腑者易治。病由外传内，在脏者难治。

4. 治病法则

（1）治未病概念与方法：据病传规律，及时采取措施，防止疾病的传变，亦即已病防传。

（2）虚实异治的原则：五行生克制化理论，虚证用补法，实证用泻法。

（3）表里同病的先后缓急治则：急者先治，缓者后治。

（4）痼疾加卒病的先后治则：先治卒病，后治痼疾。

（5）诸病在里与病理产物互结的治则：审因论治，随其所得而攻之。

5. 饮食调摄规律：五脏病各有喜恶，应近其所喜，远其所恶。

痉湿暍病脉证治第二

【目的要求】

1. 了解湿病的概念及病因病机，痉湿暍三病合篇的意义。

2. 掌握湿病的基本治法及证治。

【教学内容】

1. 湿病的概念。

2. 湿病的临床表现：发热，身重，骨节疼痛。

3. 湿病的基本治法：微发汗，利小便。

4. 湿病证治

（1）寒湿在表用麻黄加术汤治疗。

（2）风湿在表用麻黄杏仁薏苡甘草汤治疗。

（3）风湿兼气虚用防己黄芪汤治疗。

（4）风湿兼表阳虚用桂枝附子汤治疗。

百合狐惑阴阳毒病脉证治第三

【目的要求】

1. 了解百合、狐惑、阴阳毒三病的概念及合篇的意义。

2. 掌握百合病、狐惑病的病因病机及其证治。

【教学内容】

第一节　百合病

1. 百合病的概念。

2. 百合病的临床表现

（1）心肺阴虚内热引起的心神不安等症状。

（2）阴虚内热所致的口苦、小便赤、脉微数等症状。

3. 百合病正治法：用百合地黄汤治疗。

第二节　狐惑病

1. 狐惑病的概念及其病机。

2. 狐惑病的临床表现

（1）局部症状：咽喉及前后二阴溃疡。

（2）全身症状：气血不和，心神被扰，脾胃失调等症状。

3. 狐惑病证治

（1）内服甘草泻心汤。

（2）外用苦参汤洗前阴，雄黄熏后阴。

（3）眼部酿脓用赤小豆当归散治疗。

中风历节病脉证并治第五

【目的要求】

1. 了解中风、历节的概念及合篇的意义。

2. 掌握历节的病因与证治。

【教学内容】

第一节　中　风

1. 中风脉象及病机：脉微而数，正虚邪实。

2. 中风与痹证的区别：半身不遂者为中风，但臂不遂者为痹。

3. 中风分证：邪在于络；邪在于经；邪入于腑；邪入于脏。

第二节　历　节

1. 历节的病因病机：肝肾不足，水湿内侵。

2. 历节证治

（1）风湿历节用桂枝芍药知母汤治疗。

（2）寒湿历节用乌头汤治疗。

血痹虚劳病脉证并治第六

【目的要求】

1. 了解血痹、虚劳病的概念与合篇的

意义。

2. 掌握血痹的病因病机，以及血痹、虚劳的证治。

【教学内容】

第一节　血　痹

1. 血痹的病因病机：气虚之人，风邪入侵，血行不畅，阳气闭阻，局部肌肤麻木不仁。

2. 血痹证治

（1）轻证用针刺治疗。

（2）重证用黄芪桂枝五物汤治疗。

第二节　虚　劳

1. 虚劳病的概念。

2. 虚劳总脉象：脉大无力或脉极虚。

3. 虚劳证治

（1）虚劳失精用桂枝加龙骨牡蛎汤治疗。

（2）虚劳里急腹痛用小建中汤及黄芪建中汤治疗。

（3）虚劳腰痛用肾气丸治疗。

（4）虚劳夹风气用薯蓣丸治疗。

（5）虚劳不寐用酸枣仁汤治疗。

（6）虚劳干血用大黄䗪虫丸治疗。

肺痿肺痈咳嗽上气病脉证治第七

【目的要求】

1. 了解肺痿、肺痈、咳嗽上气病的概念与合篇的意义。

2. 掌握肺痿、咳嗽上气病的病因病机与证治。

【教学内容】

第一节　肺　痿

1. 肺痿的概念。

2. 肺痿的病因病机及与肺痈的鉴别。

3. 肺痿证治

（1）虚热肺痿用麦门冬汤治疗。

（2）虚寒肺痿用甘草干姜汤治疗。

第二节　咳嗽上气

1. 肺胀的概念。

2. 咳嗽上气证治

（1）寒饮郁肺用射干麻黄汤治疗。

（2）饮热迫肺肺胀用越婢加半夏汤治疗。

（3）寒饮夹热肺胀用小青龙加石膏汤治疗。

奔豚气病脉证治第八

【目的要求】

了解奔豚气病的概念、成因及证治。

【教学内容】

1. 奔豚气病的概念。

2. 奔豚气病的成因与主症

（1）主要因精神刺激引起，也有外感病发汗太过，损伤心阳，寒气上逆或下焦饮动所致。

（2）主症为自觉气从少腹上冲咽喉，痛苦异常，冲气渐平后，一如常人。

3. 奔豚气病证治

（1）肝郁化热奔豚用奔豚汤治疗。

（2）阳虚寒逆奔豚用艾灸和桂枝加桂汤治疗。

（3）阳虚饮动欲作奔豚用茯苓桂枝甘草大枣汤治疗。

胸痹心痛短气病脉证治第九

【目的要求】

1. 了解胸痹、心痛的概念及其合篇意义。

2. 掌握胸痹、心痛的病机与证治。

【教学内容】

第一节 胸 痹

1. 胸痹的概念。

2. 胸痹心痛的病机：病机为胸阳不振，阴邪阻滞；病机特点为本虚标实，虚实夹杂。

3. 胸痹证治

（1）胸痹主证用栝楼薤白白酒汤治疗。

（2）胸痹重证用栝楼薤白半夏汤治疗。

（3）胸痹虚实证，偏实者用枳实薤白桂枝汤治疗，偏虚者用人参汤治疗。

第二节 心 痛

1. 心痛的概念。

2. 心痛证治

（1）心痛轻证用桂枝生姜枳实汤治疗。

（2）心痛重证用乌头赤石脂丸治疗。

腹满寒疝宿食病脉证治第十

【目的要求】

1. 了解腹满、寒疝的概念及合篇意义；寒疝的证治。

2. 掌握腹满寒热虚实证的辨证方法与证治。

【教学内容】

第一节 腹 满

1. 腹满的辨证与治则：

（1）虚寒腹满：时轻时重，按之不痛，趺阳脉微弦，治用温药。

（2）实热腹满：持续不减，按之疼痛，舌苔黄，治用下法。

2. 腹满证治

（1）里实兼表寒证用厚朴七物汤治疗。

（2）里实兼少阳证用大柴胡汤治疗。

（3）寒饮逆满用附子粳米汤治疗。

（4）脾虚寒盛用大建中汤治疗。

（5）寒实积滞用大黄附子汤治疗。

第二节 寒 疝

1. 寒疝的概念。

2. 寒疝证治

（1）阴寒痼结用大乌头煎治疗。

（2）血虚内寒用当归生姜羊肉汤治疗。

（3）寒疝兼表用乌头桂枝汤治疗。

五脏风寒积聚病脉证并治第十一

【目的要求】

了解肝著、肾著的概念及其证治。

【教学内容】

第一节 肝 著

1. 肝著的概念。

2. 肝著证治：肝经气血郁滞着而不行，用旋覆花汤治疗。

第二节 肾 著

1. 肾著的概念。

2. 肾著证治：寒湿之邪侵及腰部用甘姜苓术汤治疗。

痰饮咳嗽病脉证并治第十二

【目的要求】

1. 了解痰饮的概念、成因。

2. 掌握痰饮的分类、治疗原则及证治。

【教学内容】

1. 痰饮病的概念：有广义与狭义之分。

2. 痰饮的成因与脉证

（1）成因：患者饮水多，或食少饮多，水停心下。

（2）症状：甚者则悸，微者短气。

（3）脉象：偏弦。

3. 四饮的分类与主症

（1）痰饮：为饮停胃肠，症见素盛今瘦，肠间沥沥有声。

（2）悬饮：为饮停胁下，症见咳唾引痛。

（3）溢饮：为饮流四肢，症见无汗，发热恶寒，身体疼重。

（4）支饮：为饮停胸膈，症见咳逆倚息，短气不得卧，其形如肿。`

4. 痰饮治则：温药和之及其意义。

5. 痰饮证治

（1）饮停心下，在脾用苓桂术甘汤，在肾用肾气丸。

（2）留饮欲去用甘遂半夏汤治疗。

（3）冒眩者用泽泻汤治疗。

（4）饮逆致呕用小半夏汤治疗；眩悸者小半夏加茯苓汤治疗。

（5）肠间饮聚成实用己椒苈黄丸治疗。

6. 悬饮证治：水饮内结用十枣汤治疗。

7. 溢饮证治：饮流四肢兼内有郁热者用大青龙汤；内有寒饮者用小青龙汤治疗。

8. 支饮证治

（1）膈间支饮用木防己汤或木防己去石膏加茯苓芒硝汤治疗。

（2）支饮不得息用葶苈大枣泻肺汤治疗。

（3）支饮咳嗽实证用十枣汤治疗。

（4）支饮咳逆不得卧用小青龙汤治疗。

消渴小便不利淋病脉证并治第十三

【目的要求】

1. 了解消渴、小便不利、淋病的概念及合篇的意义。

2. 掌握消渴的证治。

【教学内容】

1. 消渴的概念。

2. 消渴证治

（1）肺胃热盛、津气两伤用白虎加人参汤治疗。

（2）肾气亏虚用肾气丸治疗。

水气病脉证并治第十四

【目的要求】

1. 了解水气病的概念、成因、分类，水分与血分的区别。

2. 掌握四水的分类、治疗原则；风水与皮水的证治。

【教学内容】

1. 水气病的概念。

2. 水气病的成因、分类与辨证：四水及黄汗。

3. 水气病治疗原则：发汗，利小便，攻下逐水。

4. 风水证治

（1）表虚用防己黄芪汤治疗。

（2）夹热用越婢汤治疗。

5. 皮水证治

（1）夹热用越婢加术汤治疗。

（2）表实用甘草麻黄汤。

（3）气虚阳郁用防己茯苓汤治疗。

（4）湿盛阳郁用蒲灰散治疗。

6. 正水兼表证治：脉浮者用杏子汤治疗；脉沉者用麻黄附子汤治疗。

黄疸病脉证并治第十五

【目的要求】

1. 了解黄疸的概念、分类、病因病机及其兼证、变证的证治。

2. 掌握黄疸病的证治。

【教学内容】

1. 黄疸的概念。

2. 黄疸的病因病机：病因包括湿热、寒湿等；病机为"脾色必黄，瘀热以行"。

3. 黄疸的分类：谷疸、酒疸、女劳疸。

4. 黄疸证治

（1）谷疸湿热并重用茵陈蒿汤治疗。

（2）酒疸热重于湿用栀子大黄汤治疗。

（3）黄疸湿重于热用茵陈五苓散治疗。

（4）黄疸热盛里实用大黄硝石汤治疗。

5. 黄疸兼证、变证治疗

（1）女劳疸兼瘀血湿热用硝石矾石散治疗。

（2）兼表虚证用桂枝加黄芪汤治疗。

（3）兼少阳证用小柴胡汤治疗。

（4）误治成哕用小半夏汤治疗。

（5）虚黄用小建中汤治疗。

6. 黄疸病预后与转归：当以十八日为期，疸而渴者难治，疸而不渴者可治。

积于胃而上蒸于肺，肺失肃降。

2. 衄血、吐血预后及亡血治禁

（1）衄血未止：尺脉浮，目睛晕黄。

（2）衄血好转：晕黄去，目睛慧了。

（3）吐血兼有呼吸困难，其病难治。

（4）治疗血证，不可误用汗法。

3. 吐衄下血证治

（1）虚寒吐血用柏叶汤治疗。

（2）热盛吐衄用泻心汤治疗。

（3）虚寒便血用黄土汤治疗。

（4）湿热便血用赤小豆当归散治疗。

第三节　瘀　血

1. 瘀血的脉症：胸满，唇痿舌青，口燥，但欲漱水不欲咽，无寒热，脉微大来迟，腹不满，其人言我满。

2. 瘀血化热的脉症和治法：如热状，烦满，口干燥而渴，其脉反无热。当下之。

惊悸吐衄下血胸满瘀血病脉证治第十六

【目的要求】

1. 了解惊悸、吐衄下血、瘀血的概念及其合篇的意义。

2. 掌握吐衄下血的证治及瘀血的脉症。

【教学内容】

第一节　惊　悸

1. 惊悸的概念。

2. 惊悸的成因：气血不足，复加惊恐；误用火劫；水饮内停。

3. 惊悸证治

（1）火劫致惊用桂枝去芍药加蜀漆牡蛎龙骨救逆汤治疗。

（2）水饮致悸用半夏麻黄丸治疗。

第二节　吐衄下血

1. 吐血的成因：饮酒过度，湿热蕴郁，

呕吐哕下利病脉证治第十七

【目的要求】

1. 了解呕吐、哕、下利病的概念及合篇的意义。

2. 掌握呕吐、下利的证治。

【教学内容】

第一节　呕　吐

1. 呕吐的概念。

2. 胃反呕吐的成因：误汗、误下，损伤胃阳。

3. 呕吐治则：不可见呕止呕，应因势利导，辨证论治。

4. 呕吐证治

（1）肝胃虚寒呕吐用茱萸汤治疗；虚寒胃反呕吐用大半夏汤治疗。

（2）热郁少阳呕吐用小柴胡汤治疗；胃

肠实热呕吐用大黄甘草汤治疗。

（3）寒热错杂呕吐用半夏泻心汤治疗。

（4）饮阻气逆，呕渴并见用茯苓泽泻汤治疗；饮阻胸胃，阳气不展呕吐用生姜半夏汤治疗。

第二节　下　利

1. 下利的概念。

2. 下利的治法与治禁：湿滞气利治当利小便；虚寒下利不可攻表。

3. 下利证治

（1）寒厥下利用通脉四逆汤治疗；实邪积滞下利用大承气汤或小承气汤治疗。

（2）虚寒下利脓血用桃花汤治疗；热利下重用白头翁汤治疗。

（3）虚寒肠滑气利用诃梨勒散治疗。

疮痈肠痈浸淫病脉证并治第十八

【目的要求】

1. 了解痈肿、肠痈、金疮、浸淫病的概念及合篇意义。了解痈肿初起的脉症与辨脓法。

2. 掌握肠痈的证治。

【教学内容】

第一节　痈　肿

1. 痈肿的概念。

2. 痈肿初起的脉症：局部红肿热痛，脉浮数而恶寒。

3. 痈肿辨脓法：以触诊的热感辨别有脓无脓。

第二节　肠　痈

1. 肠痈的概念。

2. 肠痈证治

（1）脓已成用薏苡附子败酱散治疗。

（2）脓未成用大黄牡丹汤治疗。

第三节　金　疮

1. 金疮的概念。

2. 金疮出血的脉症特点：脉浮微而涩；若无汗为亡血。

3. 金疮治疗：用王不留行散；有脓用排脓散或排脓汤治疗。

第四节　浸淫病

1. 浸淫病的概念。

2. 浸淫疮用黄连粉治疗。

3. 浸淫疮预后：从口流向四肢者，可治；从四肢流来入口者，不可治。

妇人妊娠病脉证并治第二十

【目的要求】

1. 了解妇人妊娠病的范围。

2. 掌握妊娠下血、腹痛的证治。

【教学内容】

妊娠病证治：

（1）恶阻轻证用桂枝汤治疗；恶阻重证用干姜人参半夏丸治疗。

（2）阳虚寒盛腹痛用附子汤治疗；肝脾失调腹痛用当归芍药散治疗；胞阻下血腹痛用胶艾汤治疗。

（3）妊娠小便难用当归贝母苦参丸治疗。

（4）妊娠有水气用葵子茯苓散治疗。

（5）胎动不安属血虚湿热者用当归散治疗；属脾虚寒湿者用白术散治疗。

妇人产后病脉证治第二十一

【目的要求】

1. 了解妇人产后病的范围。

2. 掌握产后腹痛的证治。

【教学内容】

1. 产后三病的成因：产后三病为痉、郁

冒、大便难。血虚津伤是导致此三病的主因。

2. 产后腹痛的证治

（1）血虚里寒用当归生姜羊肉汤治疗。

（2）气血郁滞用枳实芍药散治疗。

（3）瘀血内结用下瘀血汤治疗。

（4）瘀血内结兼阳明里实用大承气汤治疗。

3. 产后中风证治

（1）太阳中风用阳旦汤治疗。

（2）阳虚中风用竹叶汤治疗。

4. 产后虚热烦呕用竹皮大丸治疗。

5. 产后热利伤阴用白头翁加甘草阿胶汤治疗。

妇人杂病脉证并治第二十二

【目的要求】

1. 了解妇人杂病的范围、发病原因、治疗法则。

2. 掌握妇人脏躁、梅核气、月经病的证治。

【教学内容】

1. 妇人杂病的成因、证候和治则

（1）成因：虚、积冷、结气。

（2）证候表现：有在上、在中、在下的不同。

（3）治则：凭脉辨证，既病早治，针药结合。

2. 情志病证治

（1）梅核气用半夏厚朴汤治疗。

（2）脏躁用甘麦大枣汤治疗。

3. 月经病证治

（1）冲任虚寒夹有瘀血之崩漏用温经汤治疗。

（2）瘀结成实经水不利用抵当汤治疗。

（3）水血互结血室用大黄甘遂汤治疗。

4. 带下病证治

（1）湿热带下用矾石丸治疗。

（2）寒湿带下阴痒用蛇床子散治疗。

5. 腹痛证治

（1）风血相搏腹痛用红蓝花酒治疗。

（2）肝脾失调用当归芍药散治疗。

（3）脾胃虚寒腹痛用小建中汤治疗。

6. 转胞证治：用肾气丸治疗。

7. 前阴诸疾证治：阴疮用狼牙汤治疗；阴吹用膏发煎治疗。

附录：

教学参考学时

教学内容	参考学时
绪　论	2
脏腑经络先后病脉证第一	4
痉湿暍病脉证治第二	4
百合狐惑阴阳毒病脉证治第三	4

教学内容	参考学时
中风历节病脉证并治第五	2
血痹虚劳病脉证并治第六	6
肺痿肺痈咳嗽上气病脉证治第七	4
奔豚气病脉证治第八	2
胸痹心痛短气病脉证治第九	4
腹满寒疝宿食病脉证治第十	6
五脏风寒积聚病脉证并治第十一	2
痰饮咳嗽病脉证并治第十二	6
消渴小便不利淋病脉证并治第十三	2
水气病脉证并治第十四	6
黄疸病脉证并治第十五	4
惊悸吐衄下血胸满瘀血病治脉证治第十六	2
呕吐哕下利病脉证治第十七	5
疮痈肠痈浸淫病脉证并治第十八	2
妇人妊娠病脉证并治第二十	2
妇人产后病脉证治第二十一	2
妇人杂病脉证并治第二十二	4
总　计	75

《温病学》教学大纲

前　言

　　"温病学"是中医学专业的核心课程之一，为中医学专业的必修课程。通过本课程教学，使学生掌握温病学基本理论、基本知识和诊治温病的基本技能，构建以"卫气营血辨证""三焦辨证"为核心的临床辨治基本思路，为有效地防治多种急性外感热病，并广泛指导临床各科发热性病证的诊治奠定基础。

　　本课程的教学内容由上篇、中篇、下篇三个部分组成：上篇为温病学的基本理论知识，主要介绍温病学的发展史、概念、病因、辨证、诊法、治法等；中篇讨论常见温病主要病种，如风温、春温、暑温、湿温、伏暑、秋燥、大头瘟、烂喉痧等病的病因病理、辨证论治；下篇为温病学的原著选读，包括叶天士的《温热论》和薛生白的《湿热病篇》、吴鞠通的《温病条辨》等内容。

　　本课程教学方法以课堂讲授为主，突出重点，精讲难点，力求启发式教学，同时辅以多媒体教学、讨论式教学以及引导自学等。

　　本课程参考学时为75学时。

教学要求和教学内容

第一章　绪　论

【目的要求】

　　1. 掌握明清时期吴又可、叶天士、薛生白、吴鞠通、王孟英的代表著作及对温病的主要学术贡献。

　　2. 了解温病学的定义、发展简史，以及学习温病学的意义和方法。

【教学内容】

　　1. 温病学的概念

　　（1）温病学的概念。

　　（2）研究对象。

　　（3）学科性质。

　　（4）学习温病学的意义。

　　2. 温病学的形成与发展

　　（1）萌芽阶段（战国至晋唐时期）。

　　（2）成长阶段（宋至金元时期）。

　　（3）形成阶段（明清时期）。

　　（4）发展阶段（近现代时期）。

　　3. 温病学的主要内容和学习方法

　　（1）主要内容简介。

　　（2）学习方法提要。

第二章 温病的特点、范围与分类

【目的要求】

1. 掌握温病的概念、特点、分类。

2. 熟悉温病与伤寒、温疫、温毒在概念上的区别。

3. 了解温病的范围。

【教学内容】

1. 温病的概念：温病概念的内涵与外延

2. 温病的特点

（1）有特异的致病因素。

（2）有传染性、流行性、季节性、地域性。

（3）病理变化有规律性。

（4）临床表现有特殊性。

3. 温病的范围

（1）温病范围的界定。

（2）现代医学疾病范围。

4. 温病的分类

（1）按病证性质分类分为温热类温病和湿热类温病。

（2）按发病初起的证候特点分为新感温病和伏邪温病。

5. 温病与相关概念的区别

（1）温病与伤寒概念上的联系，温病与狭义伤寒的区别。

（2）温病与温疫的区别与联系。

（3）温病与温毒的区别与联系。

第三章 温病的病因与发病

【目的要求】

1. 掌握各种温邪的性质和致病特点。

2. 了解温病病因的共性、临床意义。

3. 了解温病发病因素，以及新感温病与伏邪温病发病类型的区别。

【教学内容】

1. 温邪的概念及特征

（1）温邪的定义。

（2）温病病因的共性特征。

2. 各种温邪的致病特点

（1）风热病邪的概念、致病特点。

（2）暑热病邪的概念、致病特点。

（3）湿热病邪的概念、致病特点。

（4）燥热病邪的概念、致病特点。

（5）温热病邪的概念、致病特点。

（6）温毒病邪的概念、致病特点。

（7）戾气的概念、致病特点。

3. 温病的发病

（1）发病因素：人体正气，自然因素，社会因素。

（2）感邪途径：邪从皮毛而入，邪从口鼻而入。

（3）发病类型：新感温病和伏邪温病的概念、临床意义。

第四章 温病的辨证

【目的要求】

1. 掌握卫气营血辨证的主要证候表现、病理特点和辨证要点。

2. 掌握三焦辨证的主要证候表现、病理特点和辨证要点。

3. 了解卫气营血辨证和三焦辨证的意义以及两种辨证的关系。

【教学内容】

1. 卫气营血辨证

（1）温病辨证理论的意义。

（2）卫气营血的证候与病理。

①卫分证的概念、主要证候表现、病理

特点、辨证要点、转归。

②气分证的概念、主要证候表现、病理特点、辨证要点、转归。

③营分证的概念、主要证候表现、病理特点、辨证要点、转归。

④血分证的概念、主要证候表现、病理特点、辨证要点、转归。

（3）卫气营血证候的相互传变

①传变形式。

②影响传变的因素。

2. 三焦辨证

（1）三焦的证候与病理

①上焦证：肺、心包病变的主要证候表现、病理特点、辨证要点、转归。

②中焦证：胃肠、脾病变的主要证候表现、病理特点、辨证要点、转归。

③下焦证：肝、肾病变的主要证候表现、病理特点、辨证要点、转归。

（2）三焦证候的相互传变

①一般传变。

②特殊传变。

（3）卫气营血辨证与三焦辨证的关系

①证候上的联系与区别。

②临床上的综合运用。

第五章　温病常用诊法

【目的要求】

1. 掌握温病常见舌象的辨析方法及意义。

2. 掌握发热、神志异常、痉证、厥证、脱证等常见症状的辨析。

3. 掌握辨斑疹、白痦的方法和意义。

4. 了解验齿的诊察方法与意义。

【教学内容】

1. 辨舌验齿

（1）辨舌

①辨舌的意义。

②辨舌苔：白、黄、灰、黑苔的色泽、润燥、厚薄等所反映的病理变化。

③辨舌质：红、绛、紫舌的形态、色泽等所反映的病理变化。

④辨形态：舌体形态变化所反映的病理变化。

（2）验齿

①齿燥。

②齿缝流血。

2. 辨斑疹白痦。

（1）辨斑疹

①斑疹的概念及形态。

②斑疹的病机。

③斑疹顺逆的辨别：通过色泽、形态、疏密、脉证等辨别。

④斑疹的治疗与禁忌。

（2）辨白痦

①白痦的形态。

②白痦的病机。

③辨白痦的意义。

3. 辨温病常见症状

（1）发热的类型与病机：发热恶寒、寒热往来、壮热、身热不扬、身热夜甚等的特点及病机。

（2）汗出异常类型与病机：无汗、大汗、战汗等的特点及病机。

（3）口渴的类型与病机：口渴欲饮、口渴不欲饮等特点及病机。

（4）神志异常的类型与病机：神昏谵语、神志昏蒙、昏愦不语、神志如狂等的特点及病机。

（5）痉证的类型与病机：实风内动与虚

风内动的特点与病机。

（6）厥证的类型与病机：热厥与寒厥的特点与病机。

（7）脱证的类型与病机：阴脱与阳脱的特点与病机。

第六章　温病的治疗

【目的要求】

1. 掌握温病的治疗原则。

2. 掌握温病主要治法的作用、适应证及代表方。

3. 了解温病治疗的立法依据。

4. 了解温病兼夹证的治疗及瘥后调理。

5. 了解温病外治法的常用方法。

【教学内容】

1. 温病的治疗原则

（1）立法依据。

（2）治疗原则。

2. 温病的主要治法

（1）泄卫透表法的概念、作用、分类、适应证、代表方剂。

（2）清解气热法的概念、作用、分类、适应证、代表方剂。

（3）和解祛邪法的概念、作用、分类、适应证、代表方剂。

（4）祛湿清热法的概念、作用、分类、适应证、代表方剂。

（5）通下逐邪法的概念、作用、分类、适应证、代表方剂。

（6）清营凉血法的概念、作用、分类、适应证、代表方剂。

（7）开窍醒神法的概念、作用、分类、适应证、代表方剂。

（8）息风止痉法的概念、作用、分类、

适应证、代表方剂。

（9）滋阴生津法的概念、作用、分类、适应证、代表方剂。

（10）固脱救逆法的概念、作用、分类、适应证、代表方剂。

【附】外治法

3. 温病兼夹证的治疗

（1）兼痰饮的治疗。

（2）兼食滞的治疗。

（3）兼气郁的治疗。

（4）兼血瘀的治疗。

4. 温病瘥后调理

（1）正虚未复的调理：补益气液，补养气血，滋养胃肠。

（2）余邪未尽的调理：清除余热，芳化湿邪，健脾醒胃。

第七章　温热类温病辨治

第一节　风　温

【目的要求】

1. 掌握风温的诊断要点、主要证候类型及辨证治疗。

2. 了解风温的辨治原则、病因病机及传变规律。

【教学内容】

1. 风温概述

（1）定义。

（2）范围。

2. 风温的病因病机

（1）病因与发病。

（2）病机演变。

3. 风温的诊断

（1）辨病依据。

（2）类病鉴别。

4. 风温的的辨治要点

（1）辨析要点。

（2）治则治法。

第二节　春　温

【目的要求】

1. 掌握春温的诊断及与风温的鉴别。

2. 掌握春温的发病特点、初起证候特点及以清泄里热为主的治疗原则。

3. 掌握春温的主要证候类型及其辨证治疗。

4. 了解春温的病因病机、传变规律。

【教学内容】

1. 春温概述

（1）定义。

（2）范围。

2. 春温的病因病机

（1）病因与发病。

（2）病机演变。

3. 春温的诊断

（1）辨病依据。

（2）类病鉴别。

4. 春温的的辨治要点

（1）辨析要点。

（2）治则治法。

第三节　暑　温

【目的要求】

1. 掌握暑温的诊断要点及以清泄暑热为主的治疗原则。

2. 掌握暑温的主要证候类型及其辨证治疗。

3. 了解暑温的病因病机及传变规律，区分暑温本病与暑湿的证治。

【教学内容】

1. 暑温概述

（1）定义。

（2）范围。

2. 暑温的病因病机

（1）病因与发病。

（2）病机演变。

3. 暑温的诊断

（1）辨病依据。

（2）类病鉴别。

4. 暑温的辨治要点

（1）辨析要点。

（2）治则治法。

第四节　秋　燥

【目的要求】

1. 掌握秋燥的诊断要点、辨治原则及主要证候类型的辨证治疗。

2. 了解秋燥的病因病机和传变规律。

【教学内容】

1. 秋燥概述

（1）定义。

（2）范围。

2. 秋燥的病因病机

（1）病因与发病。

（2）病机演变。

3. 秋燥的诊断

（1）辨病依据。

（2）类病鉴别。

4. 秋燥的辨治要点

（1）辨析要点。

（2）治则治法。

第五节　大头瘟

【目的要求】

1. 掌握大头瘟的诊断要点及辨证治疗。

2. 了解大头瘟的病因病机和传变规律。

【教学内容】

1. 大头瘟概述

（1）定义。

（2）范围。

2. 大头瘟的病因病机

（1）病因与发病。

（2）病机演变。

3. 大头瘟的诊断

（1）辨病依据。

（2）类病鉴别。

4. 大头瘟的辨治要点

（1）辨析要点。

（2）治则治法。

第六节　烂喉痧

【目的要求】

1. 掌握烂喉痧的诊断要点及辨证治疗。

2. 了解烂喉痧的病因病机和传变规律。

【教学内容】

1. 烂喉痧概述

（1）定义。

（2）范围。

2. 烂喉痧的病因病机

（1）病因与发病。

（2）病机演变。

3. 烂喉痧的诊断

（1）辨病依据。

（2）类病鉴别。

4. 烂喉痧的辨治要点

（1）辨析要点。

（2）治则治法。

第七节　暑热疫

【目的要求】

1. 掌握暑热疫的诊断要点及辨证治疗。

2. 了解暑热疫的病因病机和传变规律。

【教学内容】

1. 暑热疫概述

（1）定义。

（2）范围。

2. 暑热疫的病因病机

（1）病因与发病。

（2）病机演变。

3. 暑热疫的诊断

（1）辨病依据。

（2）类病鉴别。

4. 暑热疫的辨治要点

（1）辨析要点。

（2）治则治法。

第八节　温热类温病主要证治

【目的要求】

1. 掌握温热类温病的常见证候类型的辨证要点。

2. 熟悉常见证候类型的治法、代表方。

3. 了解常见证候类型的临床加减应用。

【教学内容】

1. 卫分证治

（1）风热犯卫

【辨证要点】发热，微恶风寒，咳嗽。

【治法】辛凉解表，宣肺泻热。

【方药】银翘散或桑菊饮。

（2）燥热犯卫

【辨证要点】发热，微恶风寒，咽干而咳，口鼻干燥。

【治法】辛凉甘润，轻透肺卫。

【方药】桑杏汤。

（3）风热时毒犯卫

【辨证要点】发热，微恶风寒，头面红肿。

【治法】疏风清热，宣肺利咽。

【方药】内服葱豉桔梗汤，外敷如意金黄散。

（4）温热时毒犯卫

【辨证要点】憎寒发热，继则壮热烦渴，咽喉红肿疼痛，肌肤丹痧隐约可见。

【治法】透表泻热，清咽解毒。

【方药】内服清咽栀豉汤，外用玉钥匙吹喉。

（5）卫气同病

【辨证要点】发热恶寒，肢体酸痛，心烦口渴。

【治法】解表清里。

【方药】增损双解散

（6）卫营同病

【辨证要点】发热，微恶风寒，肌肤斑点隐隐，心烦躁扰。

【治法】泄卫透营。

【方药】银翘散加生地、丹皮、赤芍、麦冬方。

2. 气分证治

（1）燥干清窍

【辨证要点】身热口渴，耳鸣目赤，龈肿咽痛。

【治法】清宣上焦气分燥热。

【方药】翘荷汤。

（2）邪热在肺

①邪热壅肺

【辨证要点】身热，咳喘。

【治法】清热宣肺平喘。

【方药】麻杏石甘汤。

②燥热伤肺

【辨证要点】身热，干咳气喘，咽喉干燥，鼻燥，齿燥。

【治法】清肺泻热，养阴润燥。

【方药】清燥救肺汤。

③肺热发疹

【辨证要点】身热，咳嗽，充血性皮疹。

【治法】宣肺泻热，凉营透疹。

【方药】银翘散去豆豉，加细生地、丹皮、大青叶，倍玄参方

（3）热郁胆腑

【辨证要点】身热，口苦，心烦。

【治法】苦寒清热，宣郁透邪。

【方药】黄芩汤加豆豉、玄参方。

（4）热在胸膈

①热郁胸膈

【辨证要点】身热，心烦身热懊□。

【治法】清泄郁热，宣畅气机。

【方药】栀子豉汤。

②热灼胸膈

【辨证要点】胸膈灼热如焚，烦躁不安。

【治法】清泄膈热。

【方药】凉膈散。

③痰热结胸

【辨证要点】为身热，胸脘痞满，苔黄滑。

【治法】清热化痰开结。

【方药】小陷胸加枳实汤。

（5）热炽阳明

【辨证要点】壮热，汗大出，口大渴，脉洪大。

【治法】清热保津。

【方药】白虎汤

（6）热结肠腑

①热结肠腑

【辨证要点】潮热，腹满，便秘或热结旁流。

【治法】软坚攻下泻热。

【方药】调胃承气汤。

②热结肠腑，阴液耗伤

【辨证要点】身热，腹满便秘，口干唇燥。

【治法】攻下腑实，增液滋阴。

【方药】增液承气汤。

③热结肠腑，气阴两伤

【辨证要点】为身热，便秘，咽燥，少气，脉弱。

【治法】攻下腑实，补益气阴。

【方药】新加黄龙汤。

④热结肠腑，小肠热盛

【辨证要点】为身热，腹满便秘，小便涓滴不畅。

【治法】攻下肠腑热结，清泄小肠邪热。

【方药】导赤承气汤。

（7）肺肠同病

①肺热腑实

【辨证要点】潮热便秘，痰涎壅盛，喘促不宁。

【治法】宣肺化痰，泻热攻下。

【方药】宣白承气汤。

②肺热移肠

【辨证要点】身热，咳嗽，下利色黄热臭。

【治法】苦寒清热止利。

【方药】葛根黄芩黄连汤。

③肺燥肠热，络伤咳血

【辨证要点】干咳，咳血，腹部灼热，泄泻。

【治法】清热止血，润肺清肠。

【方药】阿胶黄芩汤。

④肺燥肠闭

【辨证要点】咳嗽不爽，便秘腹胀。

【治法】肃肺化痰，润肠通便。

【方药】五仁橘皮汤。

（8）毒壅气分

①毒盛肺胃

【辨证要点】壮热烦渴，头面焮肿，咽喉疼痛。

【治法】清热解毒，疏风消肿。

【方药】内服普济消毒饮，外敷三黄二香散。

②毒壅气分，外窜血络

【辨证要点】为壮热，烦渴，肌肤丹痧显露。

【治法】清气解毒，利咽退痧。

【方药】内服余氏清心凉膈散，外用锡类散。

③温热疫邪充斥三焦

【辨证要点】壮热，头痛，口渴，胸腹满痛，脉洪滑。

【治法】升清降浊，透泻里热。

【方药】升降散。

④毒壅肺胃，热结肠腑

【辨证要点】热甚烦渴，头面焮赤肿痛，便秘。

【治法】清透热毒，攻下泻热。

【方药】通圣消毒散。

（9）热盛动风

【辨证要点】高热，烦渴，痉厥。

【治法】清热凉肝息风。

【方药】羚角钩藤汤。

（10）暑伤津气

【辨证要点】身热，口渴汗多，肢倦神疲。

【治法】清热涤暑，益气生津。

【方药】王氏清暑益气汤。

（11）津气欲脱

【辨证要点】身热骤退，大汗不止，喘喝欲脱为主症。

【治法】补敛津气，扶正固脱。

【方药】生脉散。

3. 营分证治

（1）热灼营阴

【辨证要点】身热夜甚，心烦谵语，或斑点隐隐，舌质红绛。

【治法】清营泄热。

【方药】清营汤。

（2）热陷心包

①热闭心包

【辨证要点】神昏，肢厥，舌绛。

【治法】清心开窍，凉营泄热。

【方药】清宫汤送服安宫牛黄丸，或紫雪丹、至宝丹。

②热入心包兼阳明腑实

【辨证要点】神昏，肢厥，便秘。

【治法】清心开窍，攻下腑实。

【方药】牛黄承气汤。

③内闭外脱

【辨证要点】身热而神昏，汗出不止，或四肢厥冷。

【治法】益气敛阴固脱或回阳固脱，如属内闭外脱者需配合清心开窍。

【方药】生脉散或参附汤，属内闭外脱者配合安宫牛黄丸。

（3）气营（血）两燔

①气营两燔

【辨证要点】壮热，口渴，心烦，斑点隐隐。

【治法】气营两清。

【方药】玉女煎去牛膝、熟地加细生地、玄参方。

②气血两燔

【辨证要点】壮热，大渴，发斑吐衄，舌深绛。

【治法】气血两清。

【方药】化斑汤或清瘟败毒饮。

③毒燔气营（血）

【辨证要点】咽喉红肿糜烂，丹痧密布，杨梅舌。

【治法】清气凉营（血），解毒救阴。

【方药】内服凉营清气汤，外用珠黄散吹喉。

4. 血分证治

（1）热盛动血

①热盛动血

【辨证要点】灼热，斑疹密布，或吐衄便血。

【治法】凉血散血，清热解毒。

【方药】犀角地黄汤。

②暑伤肺络

【辨证要点】灼热，咳嗽或喘促，骤然咯血或痰中带血丝。

【治法】凉血解毒，清暑安络。

【方药】犀角地黄汤合黄连解毒汤。

③暑入血分

【辨证要点】灼热，神昏谵妄，斑疹密布，吐血、衄血、便血。

【治法】凉血解毒，清心开窍。

【方药】神犀丹合安宫牛黄丸。

（2）热与血结

【辨证要点】少腹坚满，小便自利，大便色黑，神志如狂。

【治法】泻热通结，活血逐瘀。

【方药】桃仁承气汤。

4. 后期证治

（1）肺胃阴伤

①肺胃阴伤

【辨证要点】低热或不发热，干咳，口干燥而渴。

【治法】滋养肺胃，清涤余邪。

【方药】沙参麦冬汤

②胃热阴伤

【辨证要点】身热，口舌干燥而渴，虚烦不眠，时时泛恶，纳谷不馨。

【治法】清泄胃热，生津益气。

【方药】竹叶石膏汤。

③胃阴耗伤

【辨证要点】口渴，但欲饮不欲食，咽干，舌干少津。

【治法】滋养胃阴。

【方药】七鲜育阴汤。

（2）热灼真阴

①阴虚火炽

【辨证要点】身热，心烦不寐，口燥咽干。

【治法】清心火，滋肾水。

【方药】黄连阿胶汤。

②真阴亏损

【辨证要点】手足心热甚于手足背，舌质干绛枯萎，脉虚细或结代。

【治法】滋养肝肾阴液。

【方药】加减复脉汤。

③阴虚风动

【辨证要点】手指蠕动，或瘛疭，舌干绛而痿，脉虚。

【治法】滋阴息风。

【方药】三甲复脉汤或大定风珠。

④邪留阴分

【辨证要点】夜热早凉，热退无汗，能食形瘦。

【治法】滋阴清热，搜邪透络。

【方药】青蒿鳖甲汤。

第八章　湿热类温病辨治

第一节　湿　温

【目的要求】

1. 掌握湿温的诊断要点、辨治要点及初起治禁。

2. 掌握湿温的主要证候类型及辨证治疗。

3. 了解湿温的病因、发生机理和传变规律。

【教学内容】

1. 湿温概述

（1）定义。

（2）范围。

2. 湿温的病因病机

（1）病因与发病。

（2）病机演变。

3. 湿温的诊断

（1）辨病依据。

（2）类病鉴别。

4. 湿温的辨治要点

（1）辨析要点。

（2）治则治法。

第二节　暑　湿

【目的要求】

1. 掌握暑湿的诊断要点、辨治要点及初起治禁。

2. 掌握暑湿主要证候类型及辨证治疗。

3. 了解暑湿的病因、发生机理和传变规律。

【教学内容】

1. 暑湿概述

（1）定义。

（2）范围。

2. 暑湿的病因病机

（1）病因与发病。

（2）病机演变。

3. 暑湿的诊断

（1）辨病依据。

（2）类病鉴别。

4. 暑湿的辨治要点

（1）辨析要点。

（2）治则治法。

第三节　伏　暑

【目的要求】

1. 掌握伏暑的诊断要点、辨治原则及主要证候类型的辨证治疗。

2. 了解伏暑的病因病机和传变规律。

【教学内容】

1. 伏暑概述

（1）定义。

（2）范围。

2. 伏暑的病因病机

（1）病因与发病。

（2）病机演变。

3. 伏暑的诊断

（1）辨病依据。

（2）类病鉴别。

4. 伏暑的辨治要点

（1）辨析要点。

（2）治则治法。

第四节　湿热疫

【目的要求】

1. 掌握湿热疫的诊断要点、辨治原则及主要证候类型的辨证治疗。

2. 了解湿热疫的病因病机和传变规律。

【教学内容】

1. 湿热疫概述

（1）定义。

（2）范围。

2. 湿热疫的病因病机

（1）病因与发病。

（2）病机演变。

3. 湿热疫的诊断

（1）辨病依据。

（2）类病鉴别。

4. 湿热疫的辨治要点

（1）辨析要点。

（2）治则治法。

第五节　湿热类温病主要证治

【目的要求】

1. 掌握湿热类温病的常见证候类型的辨证要点。

2. 熟悉常见证候类型的治法、代表方。

3. 了解常见证候类型的临床加减应用。

【教学内容】

1. 上焦湿热证治

（1）湿遏卫气

【辨证要点】恶寒，身热不扬，胸闷脘痞，苔白腻。

【治法】芳香辛散，宣气化湿。

【方药】藿朴夏苓汤或三仁汤。

（2）暑湿在卫

【辨证要点】发热无汗，恶寒，脘闷心烦，苔腻。

【治法】透邪达表，涤暑化湿。

【方药】卫分宣湿饮或新加香薷饮。

（3）湿热酿痰，蒙蔽心包

【辨证要点】身热不退，朝轻暮重，神志昏蒙，苔黄腻。

【治法】清热化湿，豁痰开窍。

【方药】菖蒲郁金汤合苏合香丸或至宝丹。

（4）卫气同病

【辨证要点】恶寒发热，心烦口渴，小便短赤，脘痞苔腻。

【治法】解表透邪，清暑化湿。

【方药】银翘散去牛蒡子、玄参加杏仁、滑石方或黄连香薷饮。

2. 中焦湿热证治

（1）湿重于热

①湿困中焦

【辨证要点】身热不扬，脘痞腹胀，苔白腻。

【治法】芳香化浊，燥湿运脾。

【方药】雷氏芳香化浊法。

②邪阻膜原

【辨证要点】寒热往来，寒甚热微，舌苔白厚腻浊。

【治法】疏利透达膜原湿浊。

【方药】达原饮或雷氏宣透膜原法。

（2）湿热并重

①湿热困阻中焦

【辨证要点】发热汗出不解，脘痞呕恶，心中烦闷，苔黄腻。

【治法】辛开苦降，清热燥湿。

【方药】王氏连朴饮。

②湿热蕴毒

【辨证要点】发热，胸闷腹胀，咽喉肿痛，或身目发黄，苔黄腻。

【治法】清热化湿，解毒利咽。

【方药】甘露消毒丹。

③暑湿郁阻少阳

【辨证要点】寒热似疟，口渴心烦，脘痞苔腻。

【治法】清泄少阳，分消湿热。

【方药】蒿芩清胆汤

（3）热重于湿

①热炽阳明，湿困太阴

【辨证要点】高热汗出，口渴脘痞，苔黄微腻。

【治法】清泄阳明胃热，兼化太阴脾湿。

【方药】白虎加苍术汤。

②热结阴伤

【辨证要点】小便短少不利，身热，舌干红。

【治法】清热泻火，滋阴生津。

【方药】冬地三黄汤。

3. 下焦湿热证治

（1）湿浊上蒙，泌别失职

【辨证要点】热蒸头胀，小便不通，舌苔白腻。

【治法】先予芳香开窍，继进淡渗利湿。

【方药】芳香开窍用苏合香丸，淡渗利湿用茯苓皮汤。

（2）湿阻肠道，传导失司

【辨证要点】少腹硬满，便秘，苔垢。

【治法】宣通气机，清化湿浊。

【方药】宣清导浊汤。

（3）暑湿夹滞，阻结肠道

【辨证要点】身热稽留，胸腹灼热，便溏不爽，色黄如酱，苔黄垢腻。

【治法】导滞通下，清热化湿。

【方药】枳实导滞汤。

4. 三焦湿热证治

暑湿弥漫三焦

【辨证要点】耳聋眩晕，咳痰带血，脘痞呕恶，便溏尿赤，苔黄腻。

【治法】清热利湿，宣通三焦。

【方药】三石汤。

5. 湿热转化证治

（1）湿从热化

①化燥入血

【辨证要点】身灼热，发斑，或上窍出血，或便血，舌绛而干。

【治法】清热凉血，化瘀止血。

【方药】犀角地黄汤。

②热在心营，下移小肠

【辨证要点】身热夜甚，心烦不寐，小便短赤热痛，舌绛。

【治法】清心凉营，清泄火腑。

【方药】导赤清心汤。

③热闭心包，血络瘀滞

【辨证要点】神昏谵语，口干而漱水不欲咽，斑色青紫。

【治法】凉血化瘀，开窍通络。

【方药】犀地清络饮。

（2）湿从寒化

湿伤脾阳

【辨证要点】为脘腹胀满，大便不爽，或溏泻，苔白腻或白腻而滑。

【治法】温运脾阳，燥湿理气。

【方药】四加减正气散或五加减正气散

6. 后期证治

（1）余湿未尽

【辨证要点】脘中微闷，知饥不食，苔薄腻。

【治法】轻清芳化，涤除余邪。

【方药】薛氏五叶芦根汤。

（2）暑湿未尽，蒙扰清阳

【辨证要点】低热，头目不清，昏眩微胀，苔薄腻。

【治法】清化暑湿余邪。

【方药】清络饮。

（3）暑湿未尽，痰瘀滞络

【辨证要点】神情呆钝，痴呆、失语、失明、耳聋，或手足拘挛，肢体强直。

【治法】清透余热，化痰祛瘀搜络。

【方药】三甲散。

（4）暑湿伤气

【辨证要点】身热自汗，心烦口渴，胸闷气短，四肢困倦，神疲乏力。

【治法】清暑化湿，培元和中。

【方药】东垣清暑益气汤。

（5）肾气亏损，固摄失职

【辨证要点】小便频数量多，甚至遗尿，腰酸肢软。

【治法】温阳化气，益肾缩尿。

【方药】右归丸合缩泉丸。

（6）湿胜阳微

【辨证要点】身冷，胸痞，苔白腻，舌淡。

【治法】补气扶阳，运脾逐湿。

【方药】扶阳逐湿汤或真武汤。

第九章　叶天士《温热论》选

【目的要求】

1. 掌握《温热论》关于温病大纲、温病的辨证和治疗原则的论述。

2. 掌握《温热论》对"湿"的认识。

3. 了解叶天士的主要学术思想及其对温病学的贡献。

4. 了解《温热论》关于辨舌验齿、辨斑疹白痦、论妇人温病的论述。

【教学内容】

1. 叶天士的生平及主要学术贡献简介。

2. 重点原文选讲

（1）温病大纲（原文第1、8条）。

（2）邪在肺卫（原文第2、3条）。

（3）邪陷营血（原文第4、5条）。

（4）流连气分（原文第6条）。

（5）邪留三焦（原文第7条）。

（6）里结阳明（原文第10条）。

（7）论湿（原文第9条）。

第十章　薛生白《湿热病篇》选

【目的要求】

1. 掌握湿温病的病因、发病机理、初起证候特点和传变规律。

2. 掌握湿温病的主要证候类型及治法。

3. 了解薛生白的主要学术思想及其对温病学的贡献。

4. 了解湿温病变证、类证。

【教学内容】

1. 薛生白生平和主要学术贡献简介。

2. 重点原文选讲

（1）湿热病提纲（原文第1条）。

（2）邪在卫表（原文第2、3条）。

（3）邪在气分（原文第8、10、11、12、13、37条）。

（4）邪在营血（原文第5、7、33、32条）。

（5）善后调理（原文第9、19、22、28条）。

附录：

教学参考学时

教学内容	参考学时
第一章　绪论	4
第二章　温病的特点、范围与分类	2
第三章　温病的病因与发病	4
第四章　温病的辨证	6
第五章　温病常用诊法	6
第六章　温病的治疗	6
第七章　温热类温病辨治	26
第八章　湿热类温病辨治	12
第九章　叶天士《温热论》选	6
第十章　薛生白《湿热病篇》选	3
合　计	75